Sandy Taikyu Kuhn Shimu

Was die
ENERGIE
zum Fließen
bringt

75 überraschend **EINFACHE** **POWERKICKS** für jeden Tag

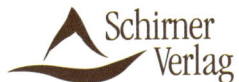

Schirner
Verlag

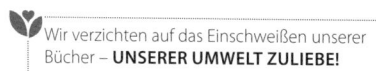

Wir verzichten auf das Einschweißen unserer Bücher – **UNSERER UMWELT ZULIEBE!**

ISBN Printausgabe: 978-3-8434-1477-7
ISBN E-Book: 978-3-8434-6463-5

Sandy Taikyu Kuhn Shimu:
Was die Energie zum Fließen bringt
75 überraschend einfache
Powerkicks für jeden Tag
© 2013, 2021 Schirner Verlag,
Darmstadt

Umschlag: Simone Fleck, Schirner,
unter Verwendung von #1025114758
(© Evgeny Atamanenko) und
#679591054 (© doddis77),
www.shutterstock.com
Layout: Simone Fleck, Schirner
Lektorat: Katja Hiller, Schirner
Printed by: Ren Medien GmbH, Germany

www.schirner.com

erweiterte Neuausgabe 2021 – 1. Auflage Mai 2021

INHALT

75 POWERKICKS
für mehr Energie

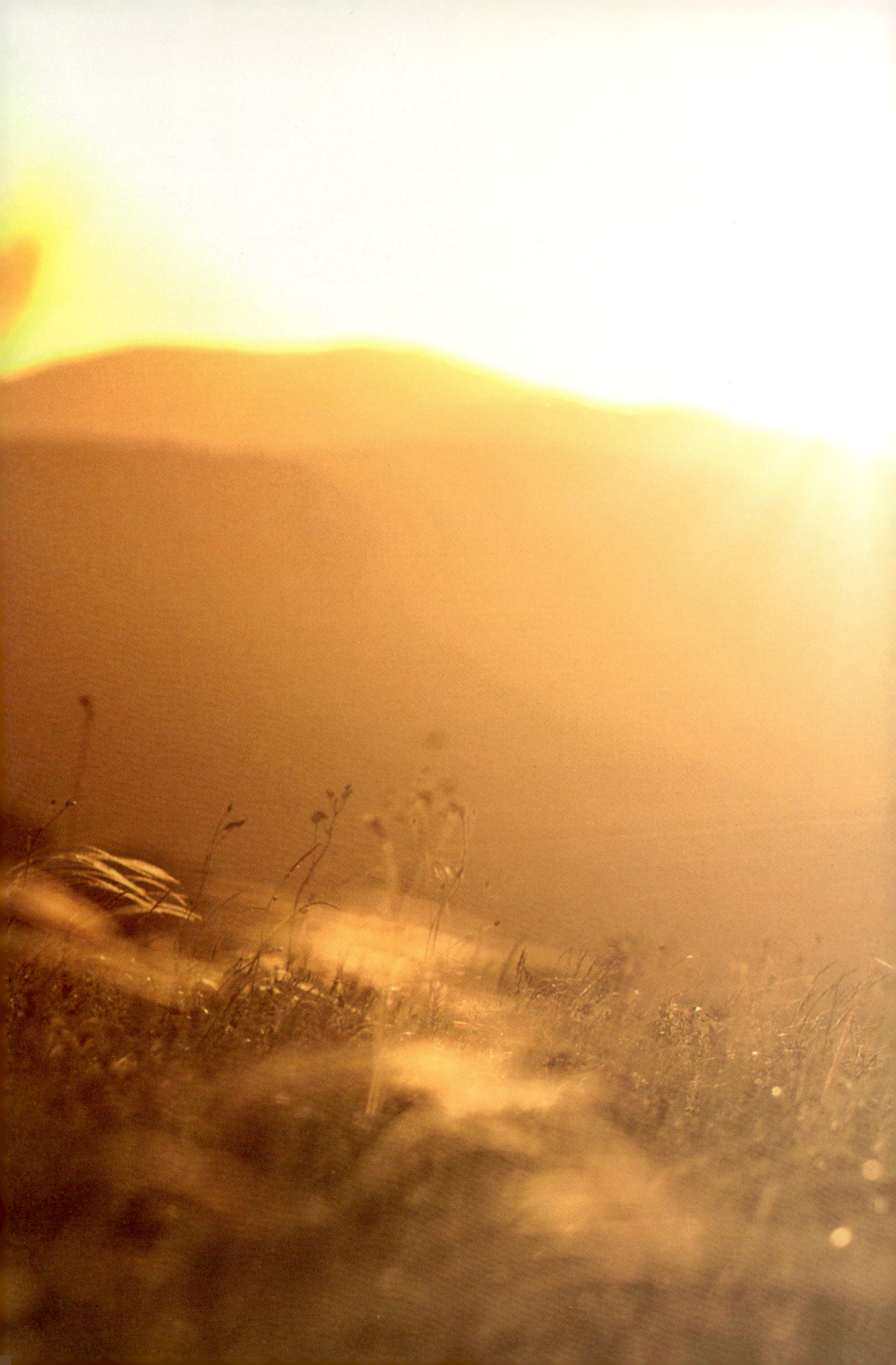

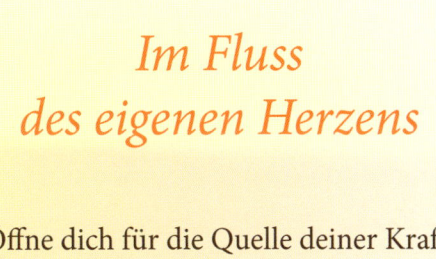

Im Fluss
des eigenen Herzens

Öffne dich für die Quelle deiner Kraft.
Erkenne, dass alles bereits in dir vorhanden ist.

Da ist nichts zu viel und nichts zu wenig.
Da ist nichts versäumt und nichts erreicht.
Da ist weder Richtig noch Falsch, weder Gut noch Böse.

Wenn du wahrhaft der inneren Stimme
deines Herzens folgst,
wirst du nie von dir enttäuscht sein.

Sandy Taikyu Kuhn Shimu

VORWORT
zur erweiterten Ausgabe

Die erste Auflage dieses Buches erschien im Februar 2013. Seitdem sind weitere acht Auflagen veröffentlicht worden. Ich bin zutiefst dankbar und voller Freude, dass dieses Buch auf so große Resonanz stößt. Die zehnte Auflage habe ich zum Anlass genommen, das Buch komplett zu überarbeiten und stark zu erweitern. Sie erwarten nun 75 Tipps, Ratschläge, Übungen und Techniken, die alle dasselbe Ziel verfolgen: Ihre Energie zum Fließen zu bringen! Die Powerkicks sind ganz einfach und dennoch wirkungsvoll und werden auch Sie begeistern.

Ich wünsche Ihnen von Herzen viel Lebensenergie und Lebensfreude. Öffnen Sie Ihr Herz und Ihren Geist für das Unerwartete, und entdecken Sie die Kraft, die Ihnen innewohnt. Lassen Sie sich im Fluss des Lebens treiben – die Quelle der Energie sind Sie!

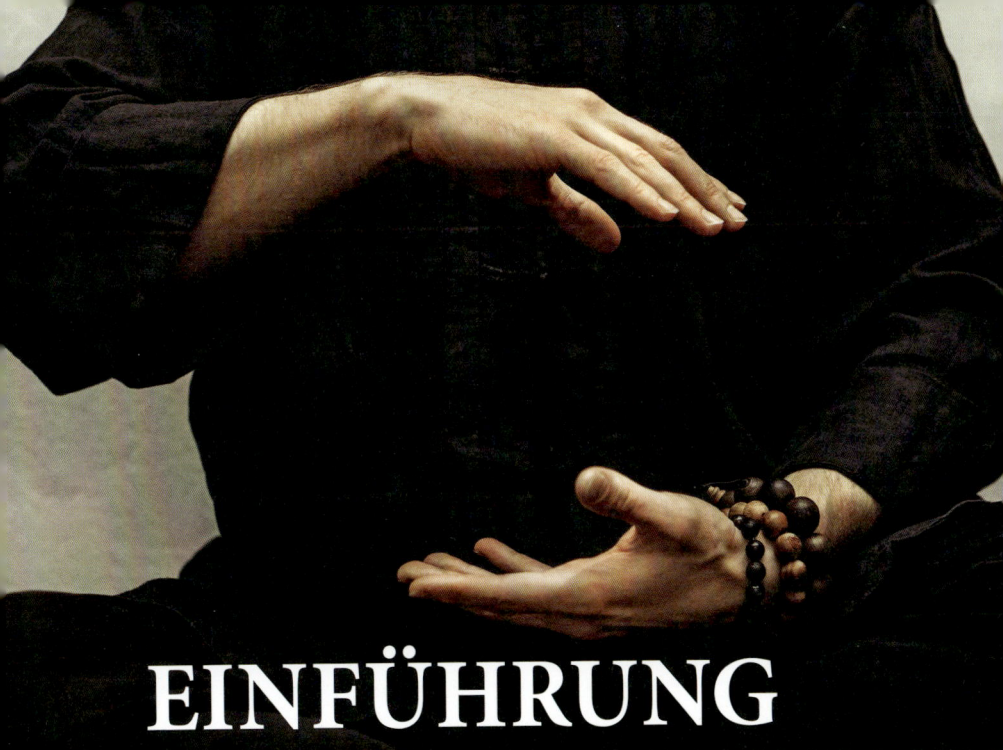

EINFÜHRUNG

Die Chinesen nennen es Qi, die Japaner Ki, die Inder Prana, die Christen Odem, die Tibeter Lung und die Griechen Pneuma. Dies alles sind verschiedene Bezeichnungen für denselben Begriff: die Lebenskraft, über die jeder Mensch verfügt. Dieses Energiepotenzial ist abhängig von den täglichen Gewohnheiten, dem Lebensstil. Alles, was Sie denken, fühlen, essen, trinken, und auch, wie Sie handeln, leben, atmen und sprechen, wirkt sich auf Ihre Energie aus.

Wenn Ihre Energie fließt, fühlen Sie sich gesund, ausgeglichen, leistungsfähig, konzentriert und glücklich. Ihr Körper und Ihr Geist bilden eine untrennbare Einheit, und Sie haben Zugriff auf Ihre ganze Kraft.

Wenn Ihre Energie blockiert ist, verspüren Sie Schmerzen und Verspannungen. Sie sind unzufrieden, gereizt, nervös, unruhig oder wütend und fühlen sich verletzlich, missverstanden oder krank. Ihr Körper und Ihr Geist bilden dann keine Einheit mehr. Alles, was Sie tun, kostet Sie zusätzliche Energie. Sie empfinden jede Tätigkeit als anstrengend, belastend und schwierig.

Der Energiefluss ist immer dann blockiert, wenn wir die Energie gegen etwas richten, wenn wir mit einer Gegebenheit, einer Situation, einem Menschen oder einem Umstand nicht einverstanden sind, wenn wir daran festhalten. Kurz gesagt, wenn unsere Handlungen nicht mit unserem Denken und Fühlen übereinstimmen.

Gehen Sie hingegen in Ihren Tätigkeiten körperlich und geistig auf, akzeptieren Sie auch schwierige Situationen, können Sie loslassen und gehen Sie konstruktiv mit Problemen um, dann können Sie Ihrem Wesen entsprechend die richtigen Entscheidungen treffen. Sie leben in Ihrem natürlichen Fluss, alles fühlt sich vertraut und richtig an – was nicht bedeutet, dass es nicht auch anstrengend sein kann. Ihre Handlungen finden in Übereinstimmung mit Ihrem Denken und Ihrem Fühlen statt. Dafür ist es wichtig, dass Sie mit Ihrer ganzen Achtsamkeit und Hingabe in die Gegenwart zurückfinden und sich selbst die Chance geben, dass Ihr Körper und Ihr Geist wieder zusammenfinden. Dies erreichen Sie nur, wenn Sie aufhören, für oder gegen etwas zu kämpfen, und loslassen.

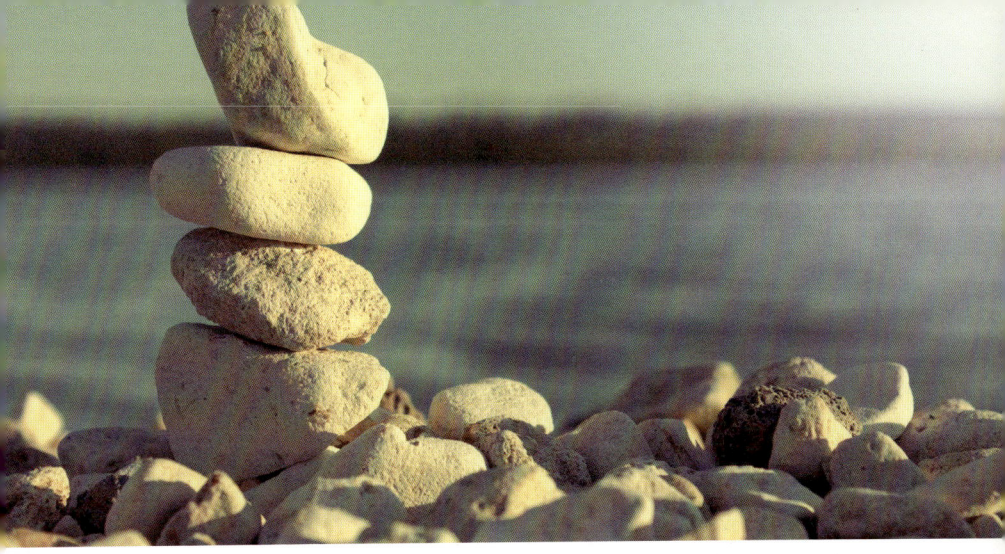

Jeder Mensch kann seine Lebensenergie mittels spezifischer Körperübungen, unkomplizierter Atemtechniken und Meditationen, des richtigen Mindsets oder auch köstlicher Energiedrinks wieder zum Fließen bringen. Mit diesem Buch halten Sie einen wahren Schatz in den Händen, der Ihnen auf einfache und wirkungsvolle Art und Weise zeigt, wie Sie Ihr Potenzial sinnvoll nutzen können. Alle Empfehlungen von mir sollen Ihnen als Unterstützung für Ihr körperliches und geistiges Wohlbefinden dienen. Die Powerkicks sind erprobt und stammen aus meiner langjährigen Praxis und Erfahrung als Kampfkunst-, Qi-Gong-, Meditations- und Yogalehrerin sowie als psychologisch-spiritueller Coach. Trotzdem reagiert jeder Mensch ganz nach seinen individuellen Energiemustern und persönlichen Möglichkeiten. Machen Sie also bitte Ihre eigenen Erfahrungen.

Sie haben verschiedene Möglichkeiten, mit diesem Buch zu arbeiten. Sie entscheiden, ob Sie es wie ein normales Buch lesen oder ob Sie gezielt nach Übungen, Techniken oder Rezepten suchen möchten. Zu allen Empfehlungen finden Sie eine kleine Einführung bzw. Hintergrundinformationen zum Thema. Bei einigen Übungen gebe ich Ihnen Vorgaben zur Wiederholung oder zur Dauer an. Bitte verstehen Sie diese als Richtwerte und nicht als unumstößliche Dogmen. Experimentieren Sie, und achten Sie darauf, wie es Ihnen geht. Wenn Sie sich körperlich und geistig gut fühlen, sind Sie auf dem richtigen Weg. Seien Sie sich aber auch darüber im Klaren, dass Sie sich zu Beginn Ihrer Übungspraxis, wenn sich Energieblockaden und Energiemuster (auf-)lösen, mit kleineren Unannehmlichkeiten, z. B. mit Müdigkeit, auseinandersetzen müssen. Diese normalen Reaktionen können auftreten, müssen es aber nicht zwingend. Üben Sie immer achtsam und bewusst. Lassen Sie sich Zeit, tasten Sie sich langsam vor, gerade dann, wenn Sie wenig oder gar keine Vorkenntnisse mit der Energiearbeit haben. Sie können alle Übungen miteinander kombinieren und auch Ihre eigenen Übungsreihen kreieren. Am Ende des Buches habe ich Ihnen eine Übersicht mit sinnvollen und erprobten Übungsreihen nach bestimmten Themen zusammengestellt, die Ihnen als Quelle der Inspiration dienen soll.

Denken Sie daran:

Freude ist die größte Energiequelle!

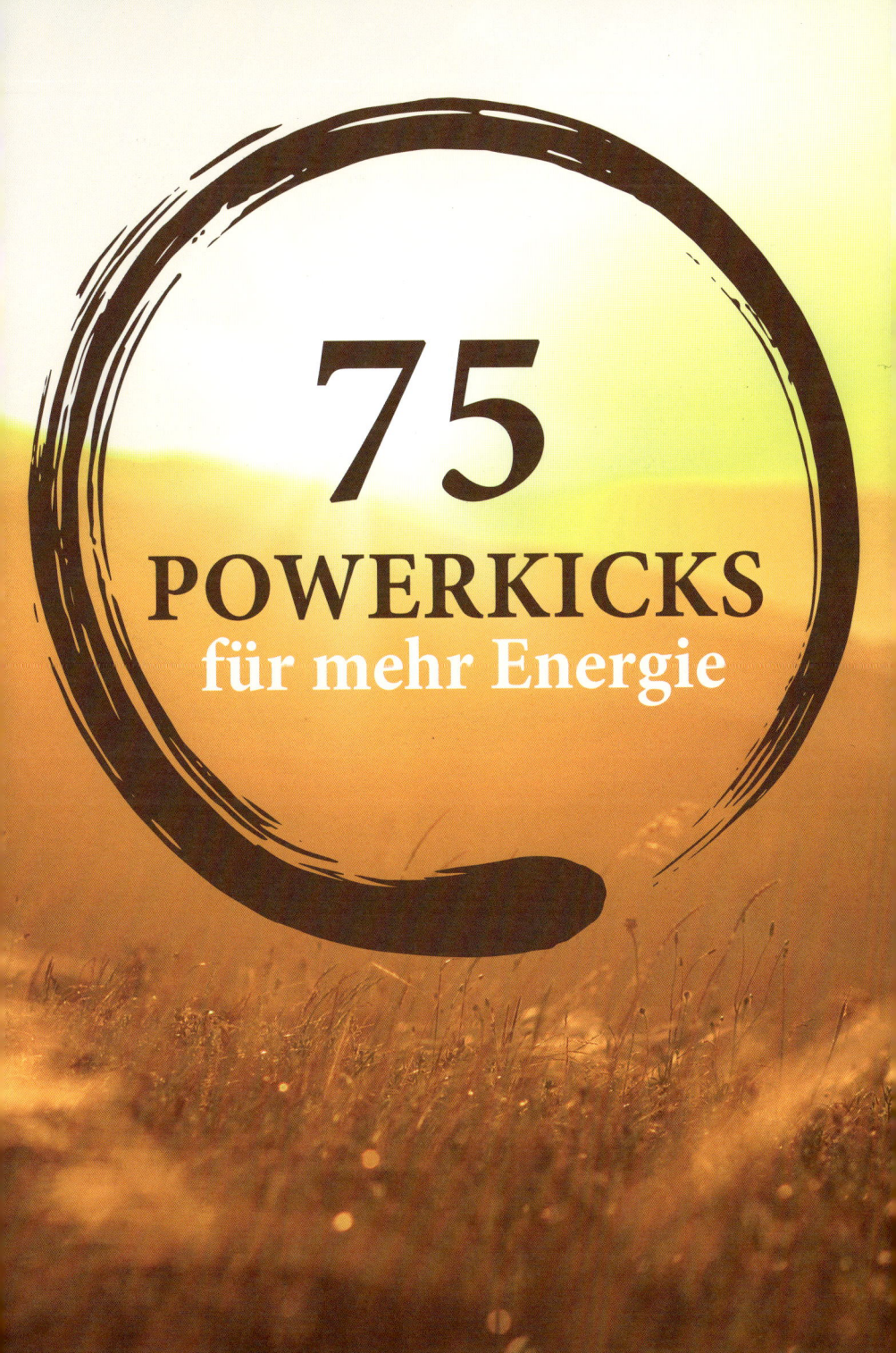

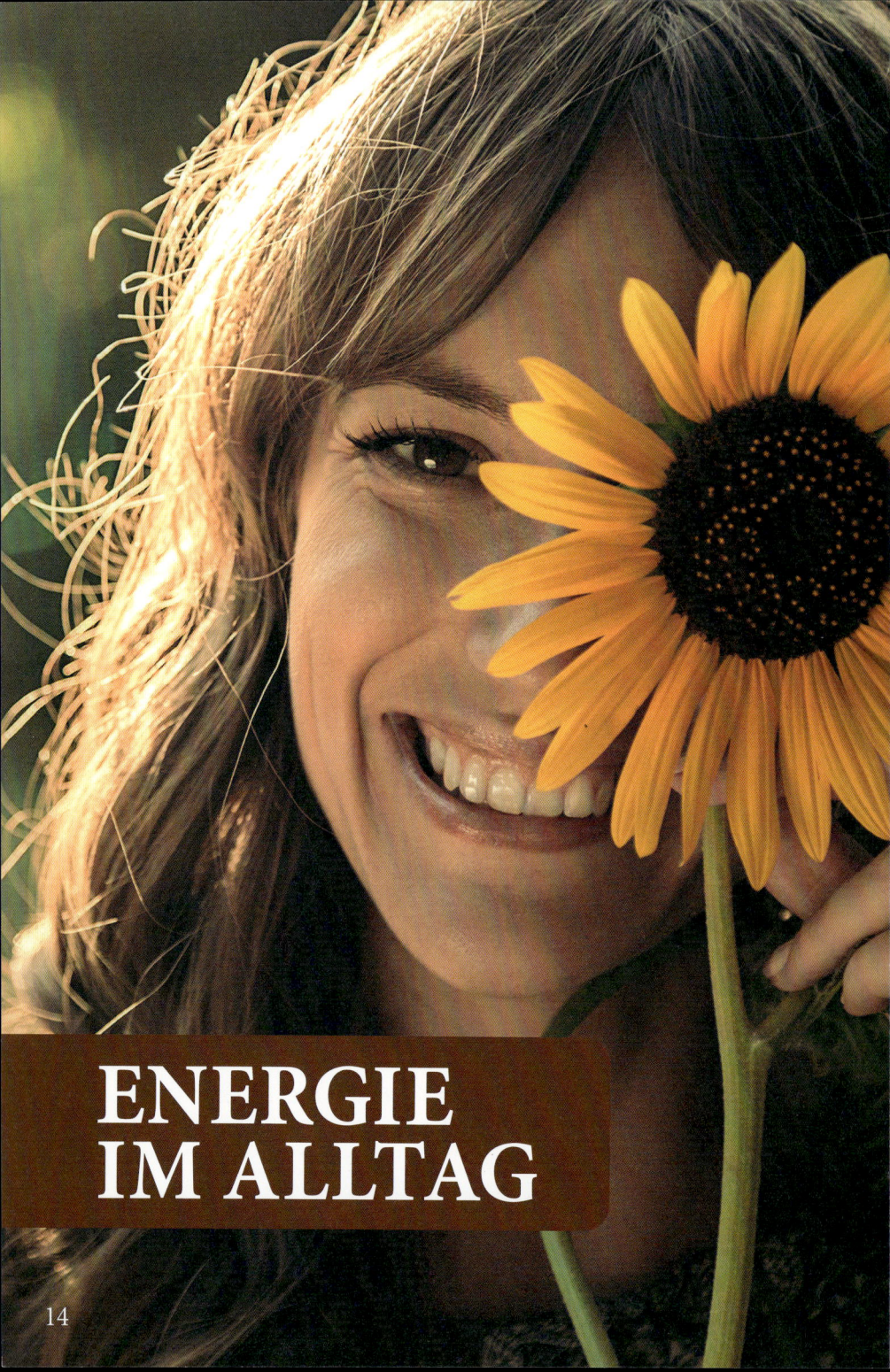

ENERGIE
IM ALLTAG

HINTERGRUND

Ein ausgewogenes Energiemanagement zu entwickeln, ist nicht schwierig. Es ist weniger eine Frage des Könnens, vielmehr eine Frage des Wollens! Unsere stärkste Kraftquelle liegt in uns selbst, in einem aufrichtigen Ja zu uns selbst und zum Leben.

WIRKUNG

Diese einfachen Tipps helfen, den Alltag leichter und gelassener zu meistern. Sie verbinden mit dem Hier und Jetzt und erlauben, wieder in die eigene Mitte zurückzufinden und in die Kraft zu kommen. Sie lösen Verspannungen und Blockaden und lassen die Energien wieder fließen.

★TIPPS:
- Entwickeln Sie Achtsamkeit für den Moment.
  Halten Sie immer wieder einmal inne, atmen Sie durch, und überprüfen Sie, was Sie gerade tun.
- Gönnen Sie sich eine Pause.
- Entspannen Sie immer wieder Ihre Schultern und Ihr Gesicht.
- Halten Sie Ihre Wirbelsäule aufrecht.
- Erden Sie sich über Ihre Füße, indem Sie Ihre Beine gleichmäßig belasten.
- Ersetzen Sie einen negativen Gedanken durch einen positiven.
- Ersetzen Sie eine falsche Handlung durch eine richtige.
- Sagen Sie ganz einfach Stopp, wenn Ihr Geist zu viele (oder die falschen) Gedanken hervorbringt.
- Lernen Sie, sich abzugrenzen. Sagen Sie Nein.
- Atmen Sie tief durch.
- Lächeln Sie!

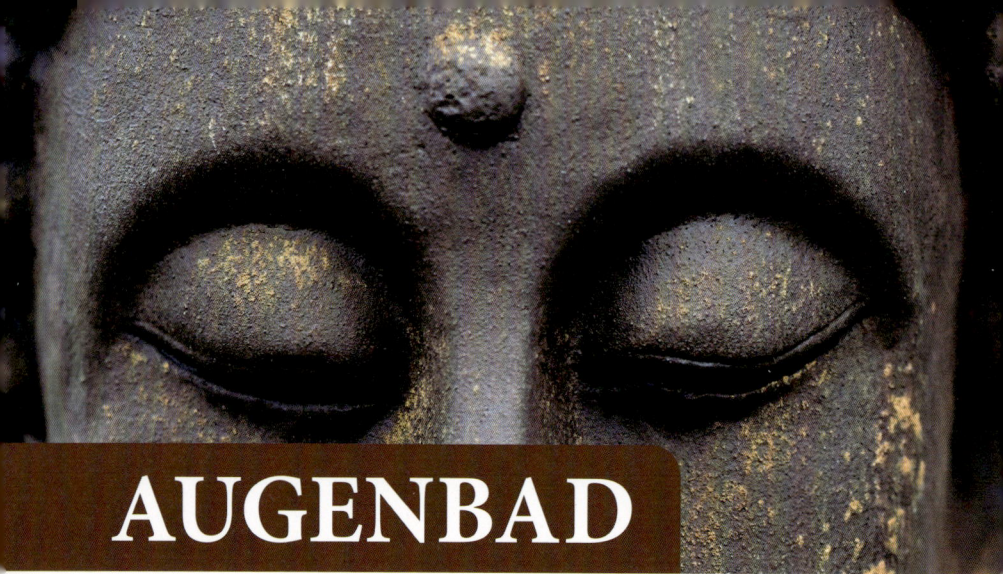

AUGENBAD

HINTERGRUND

Die Augen gelten als Spiegel der Seele, und ein altes Sprichwort heißt: »Ein Blick sagt mehr als tausend Worte.« Oft senden wir ganz unbewusst mit unseren Augen Signale. Wir können ablehnend, fragend, vorwurfsvoll oder interessiert blicken. Unsere Augen können vor Freude, Liebe und Glück strahlen, leuchten und glänzen. Wir können aber auch traurig, wütend, ängstlich oder geheimnisvoll schauen. Unsere Augen sind das Tor zur Außenwelt und verbinden uns gleichzeitig auch mit unserer Innenwelt.

EFFEKT

Ganz allgemein reinigt ein Augenbad die Horn- und die Bindehaut und befeuchtet das Auge. Besonders bei müden und trockenen sowie durch eine Allergie geplagten Augen kann ein Augenbad helfen. Es lindert leichte Reizungen, beruhigt und erfrischt die Augen. Gerade Menschen, die viel auf den Bildschirm blicken, in klimatisierten Räumen arbeiten oder Kontaktlinsen tragen, profitieren von einem Augenbad viel mehr als von der Anwendung herkömmlicher Augentropfen, denn es wirkt effektiver und pflegt die Augen ganzheitlich und lang anhaltend.

ABLAUF

Als Erstes benötigen Sie eine sogenannte Augenbadewanne, die Sie in jeder Apotheke erhalten. Entweder stellen Sie die Lösung, mit der die Wanne befüllt wird, selbst her, oder Sie kaufen diese ebenfalls beim Apotheker oder in einem anderen Fachgeschäft. Traditionell verwenden Sie für ein Augenbad eine Salzlösung. Lösen Sie etwa 1 g fein gemahlenes Salz (ca. 1 Msp.) in 100 ml lauwarmem Wasser auf. Weil diese Lösung die gleiche Konzentration an Kochsalz wie die Tränenflüssigkeit aufweist, brennt sie nicht in den Augen. Entfernen Sie nun Ihr Make-up und Ihre Kontaktlinsen, und waschen Sie Ihre Hände gründlich. Befüllen Sie die Badewanne mit der Salzlösung. Setzen Sie die Wanne so auf ein Auge, dass kein Wasser austreten kann, und legen Sie den Kopf behutsam in den Nacken. Öffnen Sie dann das Auge, und bewegen Sie den Augapfel langsam 30–60 Sekunden lang in alle Richtungen. Wiederholen Sie dies mit dem anderen Auge. Befüllen Sie dazu die Wanne mit neuer Salzlösung. Mittlerweile erhalten Sie zu verschiedenen Beschwerden im Bereich der Augen auch Kräutertinkturen und Augenlotionen in Drogerien oder Apotheken. Mit einer Kräuterlösung lässt sich ein Augenbad ebenfalls hervorragend durchführen.

→ Als Ergänzung eignen sich wunderbar die »Augenübungen« (S. 44).

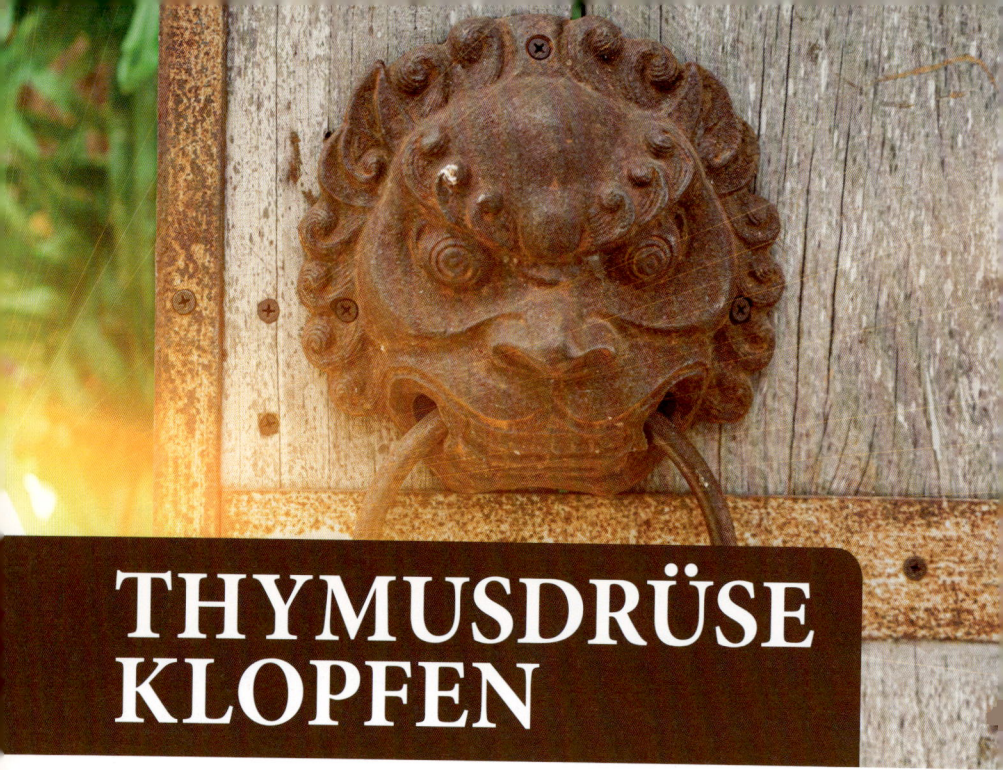

THYMUSDRÜSE KLOPFEN

Der lateinische Begriff »thymus« leitet sich vom griechischen Wort »thymos« ab, das »Lebenskraft« bedeutet. Die Thymusdrüse ist das wichtigste Organ für das menschliche Immunsystem, denn sie schüttet die Hormone zur Abwehr aus. Sie beeinflusst unsere Fähigkeit, nicht nur mit körperlichen, sondern auch mit emotionalen Belastungen und Angriffen umzugehen und diese erfolgreich abzuwehren. Der Thymus liegt in der Körpermitte hinter dem Brustbein, etwa 7 cm unter der Halsgrube.

EFFEKT

Diese einfache Übung baut Stress und Ängste ab und stärkt die Abwehrkräfte. Sie verleiht Mut und Tatkraft und steigert die Vitalität. Auch Kinder und Jugendliche profitieren von dieser Übung. Aktivieren Sie Ihren Thymus vor einer Prüfung, einem Vorstellungsgespräch oder einem Vortrag für mehr Gelassenheit, innere Sicherheit und Selbstvertrauen.

ABLAUF

Setzen oder stellen Sie sich aufrecht hin. Klopfen Sie 60 Sekunden lang mit den Fingerspitzen oder mit den Fäusten auf den Thymus bzw. das Brustbein. Achten Sie dabei auf eine gleichmäßige Atmung und auf ein rhythmisches Klopfen. Passen Sie die Intensität des Klopfens Ihrem Bedürfnis und Wohlbefinden an. Sie können diese Übung mehrmals täglich wiederholen. Kinder lieben es, wie Tarzan zu brüllen, während sie die Thymusdrüse aktivieren.

→ Als Ergänzung empfehle ich Ihnen die Übung
  »Körper klopfen« (S. 32).

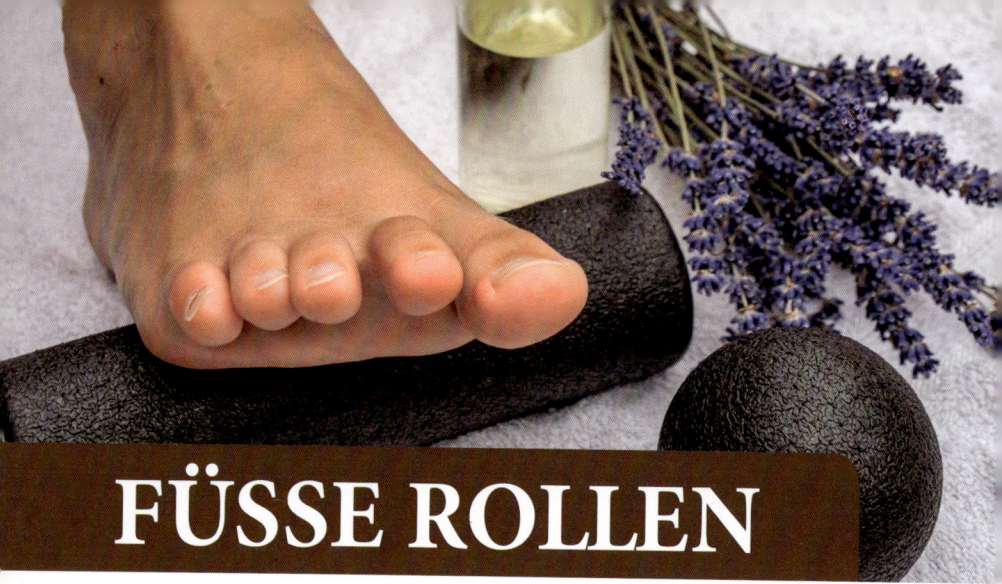

FÜSSE ROLLEN

HINTERGRUND

Unsere Füße tragen uns durch das Leben. Ein gesunder Mensch geht etwa 10 000 Schritte pro Tag. Dies ist Grund genug, auch für unsere Füße Sorge zu tragen und ihnen die nötige Aufmerksamkeit und Erholung zu schenken. Am ganzen Fuß befinden sich sogenannte Reflexzonen. Dies sind Bereiche, die mit Organen oder einer anderen Körperstelle über Nerven, Blutbahnen, das Lymphsystem und die Energieleitbahnen (Meridiane) in Verbindung stehen. Zwischen Organ und Reflexzone besteht eine Wechselbeziehung, sodass beide einander beeinflussen.

EFFEKT

Das Rollen der Füße verbessert nicht nur die Durchblutung der Füße, sondern auch die des Organs oder des Körperteils, der in Verbindung mit der Reflexzone steht. Eine gute Durchblutung ist lebenswichtig, denn das Blut transportiert in unserem Körper sämtliche Aufbaustoffe und Abbauprodukte, den Sauerstoff, die Hormone sowie die Antikörper (Abwehrstoffe). Durch regelmäßiges Massieren der Füße werden Ablagerungen oder Verhärtungen aus Harnsäure und anderen Schlackenstoffen abgebaut, die Selbstheilungskräfte im Körper aktiviert, das Körperbewusstsein gefördert und Spannungen und Blockaden gelöst. Zudem kräftigen Sie damit die Fußmuskulatur und halten Ihre Füße beweglich.

ABLAUF

Platzieren Sie einen Holzstab oder ein Kunststoffrohr auf dem flachen Boden. Der Stab sollte einen Durchmesser von 3–5 cm und eine Länge von 15–30 cm haben. Legen Sie eventuell eine rutschfeste Unterlage darunter, z. B. eine Gummimatte oder einen Teppich. Ziehen Sie Ihre Socken aus. Beginnen Sie die Übung mit dem linken Fuß, und rollen Sie ihn 5 Minuten lang über den Stab oder das Rohr. Massieren Sie dann den rechten Fuß. Achten Sie darauf, dass Sie immer die ganze Fußsohle behandeln. Rollen Sie auch die Fersen, das Fußgewölbe und den Ballen kräftig. Kippen bzw. drehen Sie den Fuß auf die Innen- und die Außenseite. Es ist nicht ungewöhnlich, wenn anfänglich einige Stellen oder Punkte etwas mehr oder weniger schmerzen. Massieren Sie immer nur so stark, dass Sie ein entspanntes Gesicht haben und ein Lächeln auf den Lippen tragen. Je regelmäßiger Sie Ihre Füße rollen, desto schneller verschwinden die Schmerzen. Zu Beginn der Praxis ist es ratsam, die Füße täglich zu massieren.

→ Als Ergänzung eignet sich wunderbar die »Schüttelübung« (S. 26).

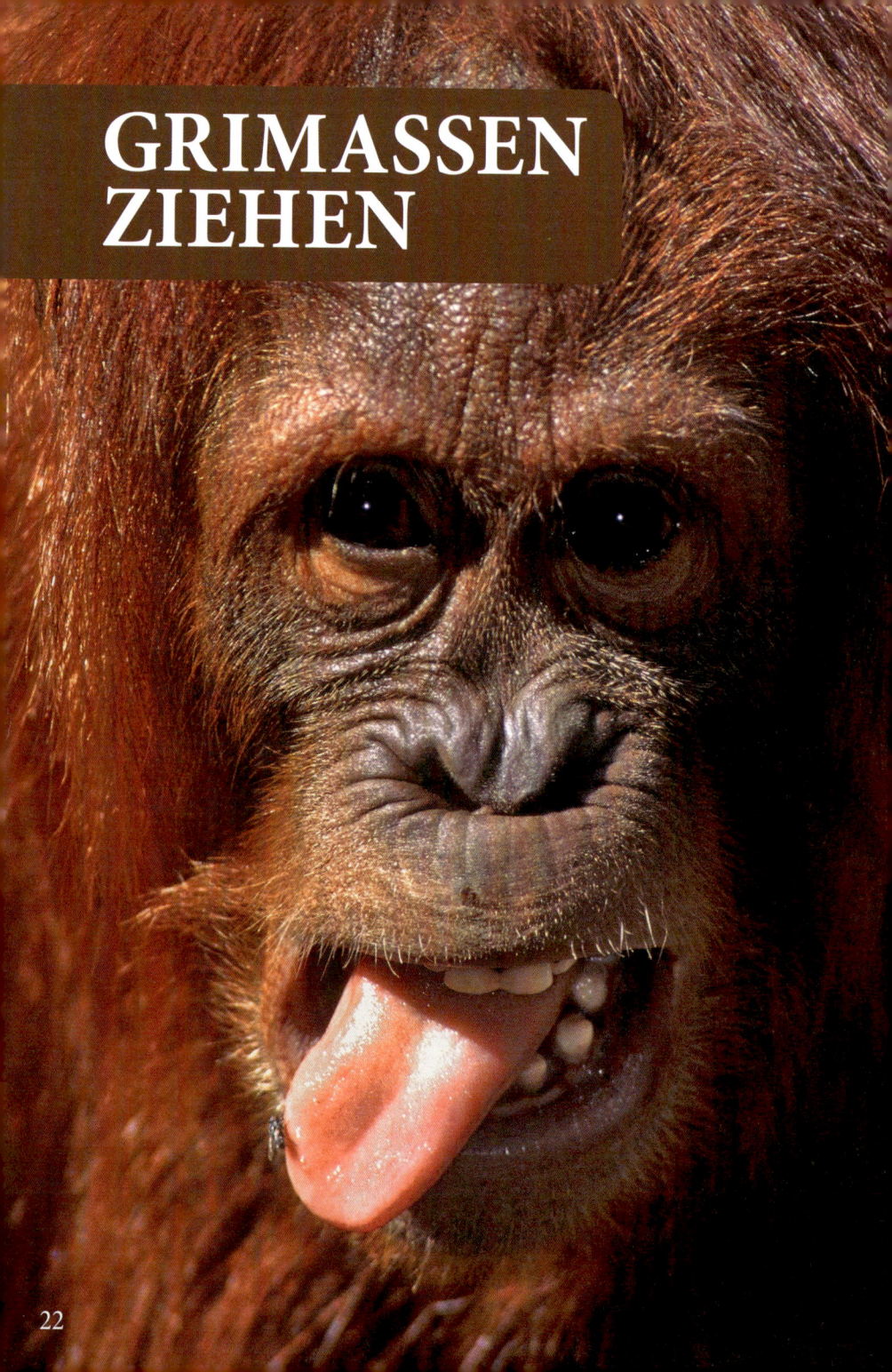

GRIMASSEN ZIEHEN

HINTERGRUND

Unter Druck und bei Stress beißen wir die Zähne zusammen. Unsere Gesichtszüge versteinern, und die Atmung wird flacher. Die Kiefer- und die Nackenmuskulatur verspannen sich, und manchmal stellen sich zusätzlich Kopfschmerzen ein. Diese Übung hat ihren Ursprung im Sukshma-Yoga. Heute findet man diese Technik auch im Gesichts-Yoga.

EFFEKT

Diese einfache Übung lockert die Gesichtsmuskeln. Sie schenkt Entspannung, fördert die Durchblutung, verjüngt und macht heiter und froh.

ABLAUF

Atmen Sie tief ein, und ziehen Sie eine Grimasse. Verdrehen Sie z. B. die Augen, strecken Sie die Zunge heraus, führen Sie kleine Kaubewegungen aus, oder schieben Sie den Kiefer vor und zurück, nach links und rechts. Halten Sie die Grimasse in der Atemfülle, also dann, wenn Sie nicht atmen. Lösen Sie die Spannung mit dem Ausatmen. Gähnen Sie ausgiebig, wenn Sie das Bedürfnis haben. Wiederholen Sie dies noch 2-mal, und achten Sie darauf, dass Sie immer neue Grimassen ziehen, um möglichst viele verschiedene Bereiche des Gesichts anzusprechen.

→ Als Ergänzung empfehle ich Ihnen die Übung »Gesicht waschen« (S. 38).

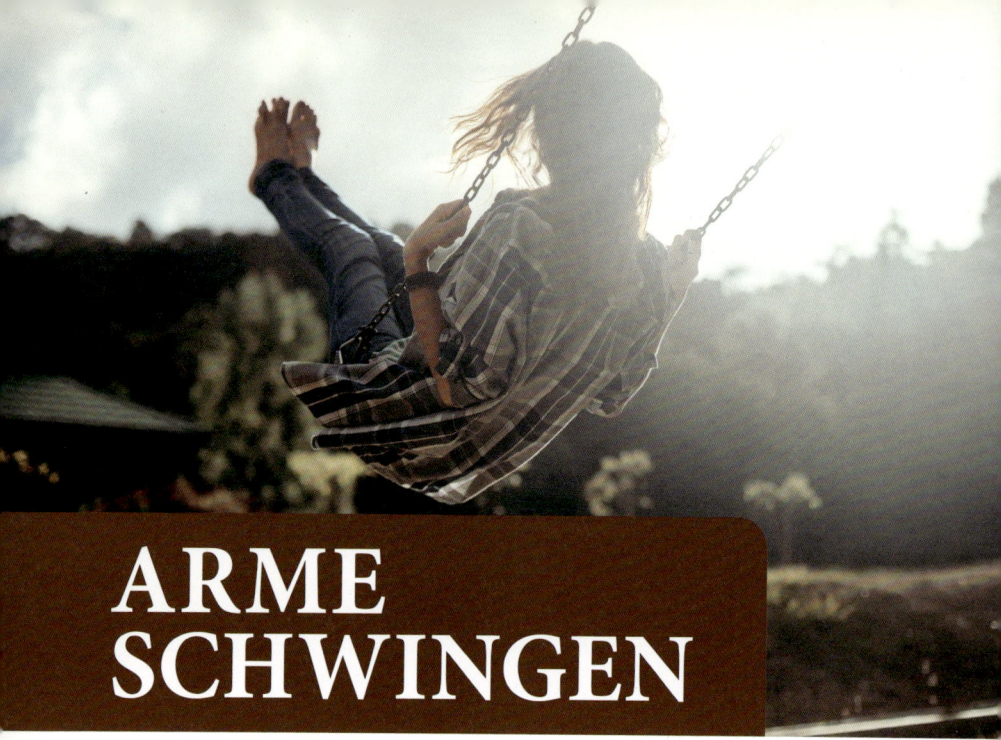

ARME SCHWINGEN

HINTERGRUND

In alten Aufzeichnungen wird der indische Mönch Bodhidharma, der Begründer des Zen- bzw. Chan-Buddhismus, als Urheber dieser einfachen, aber sehr wirkungsvollen Übung aus dem Qi Gong erwähnt. Nach wie vor ist diese Übung in China und Taiwan vor allem bei älteren Menschen sehr beliebt, die sich dort in Parkanlagen treffen und beim gemeinsamen Schwingen der Arme sogar plaudern und lachen. Diese Übung bietet viele Vorteile, denn der Praktizierende braucht wenig Platz, sie ist sehr effektiv und kann auch ohne Vorkenntnisse und Hilfsmittel ausgeführt werden.

EFFEKT

Das Schwingen der Arme verbessert den Energiefluss im gesamten Körper. Wirbelsäule, Schultern, Arme und Beine sowie die Muskeln des Rückens erfahren dabei eine natürliche Kräftigung und Lockerung. Der Körper entspannt sich, Blockaden werden beseitigt, und das Qi fließt ungehindert und frei. Die Übung wirkt sich zudem positiv auf die Atmungsorgane und das Herz-Kreislauf-System aus.

ABLAUF

Stellen Sie sich aufrecht hin. Ihre Füße stehen auf Hüft- oder Schulterbreite parallel zueinander. Die Kniekehlen sind gelöst, d. h., die Knie sind ganz leicht gebeugt. Alternativ können Sie sich auch auf einen Stuhl setzen, wenn Ihnen das Stehen Mühe bereitet. Lassen Sie den Atem während der ganzen Übung natürlich durch die Nase ein- und ausströmen. Beginnen Sie nun mit dem Schwingen beider Arme, indem Sie die Arme nach vorn bis auf die Höhe der Schultern anheben und dann entspannt seitlich an den Hüften vorbei nach hinten fallen lassen. Die Handrücken zeigen beim Anheben der Arme nach oben. Bewegen Sie Ihre Arme wie ein Pendel, das vor- und zurückschwingt, und entspannen Sie Ihren Geist. Üben Sie mindestens 5 Minuten lang, und achten Sie auf einen regelmäßigen, fließenden Rhythmus. Reduzieren Sie danach langsam das Tempo der Bewegung, bis die Arme wieder seitlich am Körper ruhen. Spüren Sie noch etwas nach.

→ Als Ergänzung eignet sich wunderbar die Übung »Thymusdrüse klopfen« (S. 18).

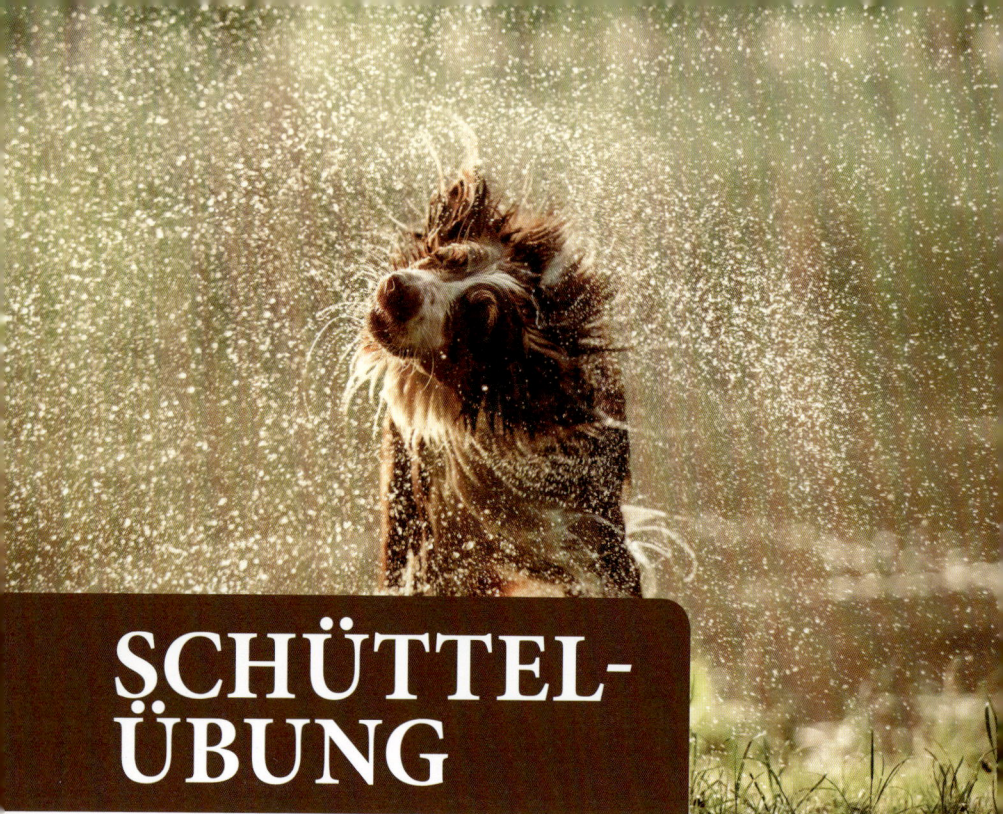

SCHÜTTEL-ÜBUNG

HINTERGRUND

Diese Übung aus dem Qi Gong ist in China und mittlerweile auch im Westen sehr bekannt und beliebt. Sie ist einfach in der Ausführung und stark in der Wirkung. In China kennt man den Satz: »Schüttle Krankheiten und Sorgen einfach ab!« Mit der Schüttelübung versucht man, die Energie im Körper wieder in den natürlichen Fluss zu bringen, neues Qi aufzunehmen und verbrauchtes Qi abzugeben.

EFFEKT

Diese einfache Übung baut körperliche und geistige Spannungen ab. Sie wirkt reinigend, harmonisierend und stärkend. Mit ihr bahnt sich die Energie selbst den Weg durch den Körper und vertreibt Müdigkeit. Die Schüttelübung belebt und wirkt zudem heilend, vitalisierend und ausgleichend.

ABLAUF

Stellen Sie sich aufrecht hin. Ihre Füße stehen auf Hüft- oder Schulterbreite parallel zueinander. Die Kniekehlen sind gelöst, d. h., die Knie sind ganz leicht gebeugt. Achten Sie auf einen stabilen Stand. Bleiben Sie während der gesamten Übung zentriert und gut geerdet. Schließen Sie die Augen, und atmen Sie leicht und natürlich durch die Nase ein und aus. Entspannen Sie die Schultern, und halten Sie Arme und Hände locker. Verweilen Sie etwa 1 Minute lang in dieser Position. Beginnen Sie dann, Ihren gesamten Körper von den Beinen her zu schütteln. Die Schüttelbewegung soll ganz intuitiv erfolgen. Versuchen Sie, den ganzen Körper einzubeziehen. Schütteln Sie jeden Körperteil, jeden Muskel, jedes Organ und jede Zelle. Lassen Sie alles los, schütteln Sie alles ab, ohne Kontrolle, ohne Denken und ohne Beeinflussung. Schütteln Sie Ihren Körper mindestens 5, besser 10 Minuten lang. Verlangsamen Sie dann Ihre Bewegungen, und lassen Sie das Schütteln ausklingen. Verweilen Sie ein paar Minuten in kompletter Ruhe und Stille, und spüren Sie nach. Praktizieren Sie diese Übung täglich.

→ Als Ergänzung empfehle ich Ihnen die Übung
»Der Bambus im Wind« (S. 158).

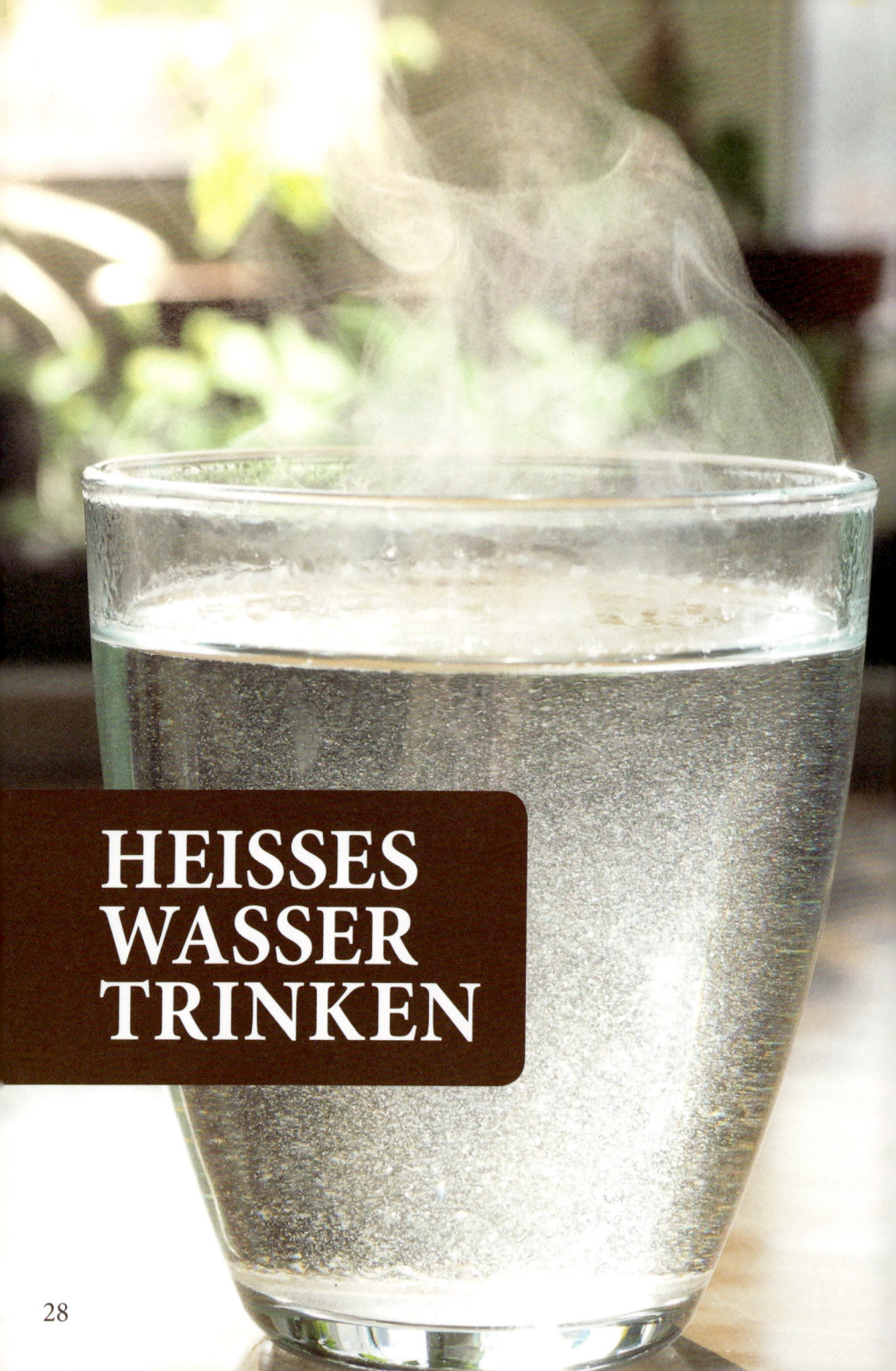

HEISSES WASSER TRINKEN

HINTERGRUND

Wasser ist ein Lebenselixier. Regelmäßig heißes Wasser zu trinken, ist sehr gesund und steigert das Wohlbefinden ungemein, denn es erfrischt und belebt. Wassermangel zeigt sich schnell in Müdigkeit, Konzentrationsverlust und Reizbarkeit. Da der menschliche Körper zu rund 75 % aus Wasser besteht, wird es sehr gut aufgenommen, verwertet und ausgeschieden. Regelmäßiges Trinken von heißem Wasser entlastet Nieren und Leber und füllt die Flüssigkeitsspeicher des Körpers wieder auf.

EFFEKT

Heißes Wasser über den Tag verteilt zu trinken, aktiviert den Stoffwechsel, unterstützt die Entschlackung, stärkt die Verdauungsorgane und regt zudem die Verdauung an. Es wärmt die innere Mitte, fördert die Entgiftung, reduziert Übergewicht, regt die Entwässerung an und unterstützt die Vitalität und die Spannkraft der Haut. Wenn man das regelmäßig macht, stellt sich nach einer gewissen Zeit wieder ein normales und gesundes Durst- und Hungergefühl ein. In China vertritt man die Ansicht, dass (übermäßiger) Hunger oft ein falsch verstandenes Signal für Durst ist.

ABLAUF

Bringen Sie 2 l Wasser zum Kochen, und lassen Sie es etwa 10 Minuten lang sprudelnd weiterköcheln. Füllen Sie das Wasser in eine Thermoskanne, und trinken Sie über den Tag verteilt mindestens 8-mal 200 ml davon. Beginnen Sie bereits am Morgen, und nehmen Sie auf nüchternen Magen 200–500 ml Wasser zu sich.

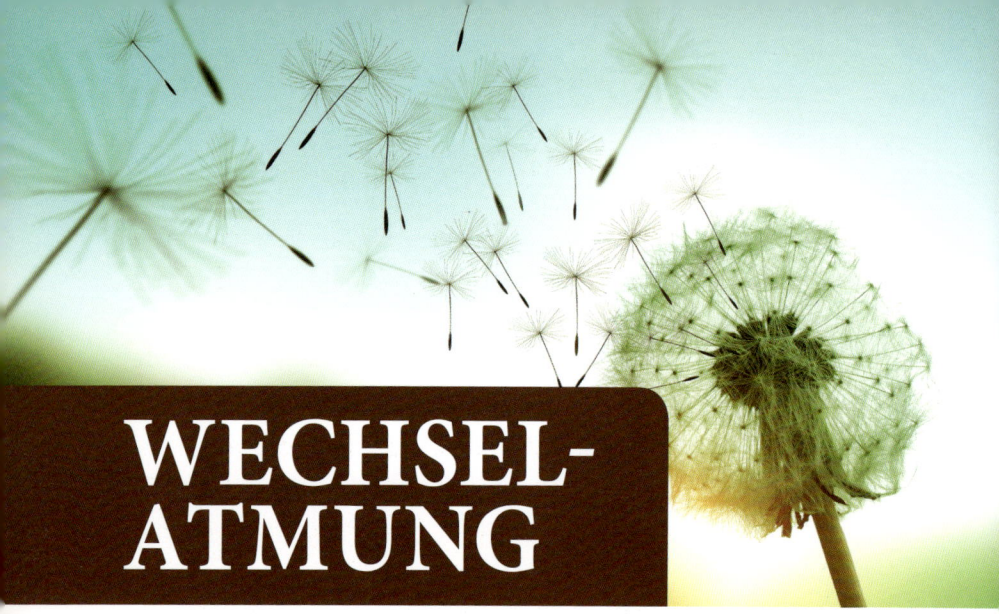

WECHSEL-ATMUNG

Der Atem gilt seit Urzeiten als Brücke zwischen Körper und Geist. Wir alle haben unseren individuellen Atemrhythmus. Normalerweise atmen wir unbewusst und haben deshalb nur wenig Kontrolle über unseren Körper, unseren Geist und unser Energiesystem. Wenn wir wieder lernen, bewusst zu atmen, können wir nicht nur Einfluss auf unsere Atmung, sondern auch auf unseren Geist und unsere Energie nehmen.

EFFEKT

Diese Atemübung reinigt das Energiesystem, beseitigt Blockaden, fördert die Konzentration, wirkt ausgleichend und zentrierend. Die Wechselatmung beugt Erkältungskrankheiten, Allergien, Asthma und Heuschnupfen vor, erhöht die Lungenkapazität und trainiert das Herz und den Kreislauf. Sie beruhigt die Nerven, stärkt die innere Ruhe und fördert auf diese Weise die körperliche und geistige Balance.

ABLAUF

Setzen Sie sich aufrecht auf einen Stuhl oder auf ein Kissen am Boden. Üben Sie nie unter Zeitdruck oder mit vollem Magen. Säubern Sie zuerst Ihre Nase, und halten Sie für alle Fälle ein Taschentuch bereit. Verschließen Sie mit dem Daumen der rechten Hand das rechte Nasenloch und mit dem Ringfinger und dem kleinen Finger derselben Hand das linke Nasenloch vollständig. Mittel- und Zeigefinger der rechten Hand sind so gebeugt, dass die Fingerspitzen die Handfläche berühren. Das ist die Fingerhaltung für die Wechselatmung. Atmen Sie noch einmal bewusst durch beide Nasenlöcher tief ein und aus. Atmen Sie dann ein, und verschließen Sie mit dem Daumen das rechte Nasenloch. Atmen Sie durch das linke Nasenloch aus. Atmen Sie ohne Pause wieder durch das linke Nasenloch ein, und verschließen Sie das linke Nasenloch. Nun sind beide Nasenlöcher verschlossen. Halten Sie den Atem an, allerdings ohne dabei außer Atem zu kommen. Lösen Sie dann den Daumen, und atmen Sie durch das rechte Nasenloch aus. Atmen Sie ohne Pause durch das rechte Nasenloch wieder ein, und verschließen Sie es wieder. Machen Sie eine kurze Atempause, ohne außer Atem zu kommen. Lösen Sie Ringfinger und kleinen Finger, und atmen Sie durch das linke Nasenloch aus. Sie haben nun eine Runde der Wechselatmung gemacht. Praktizieren Sie mindestens 8 Runden, und spüren Sie noch einige Minuten nach.

→ Als Ergänzung eignen sich wunderbar die Übungen »Langes-Leben-Atmung« (S. 80) und »Hummelatmung« (S. 86).

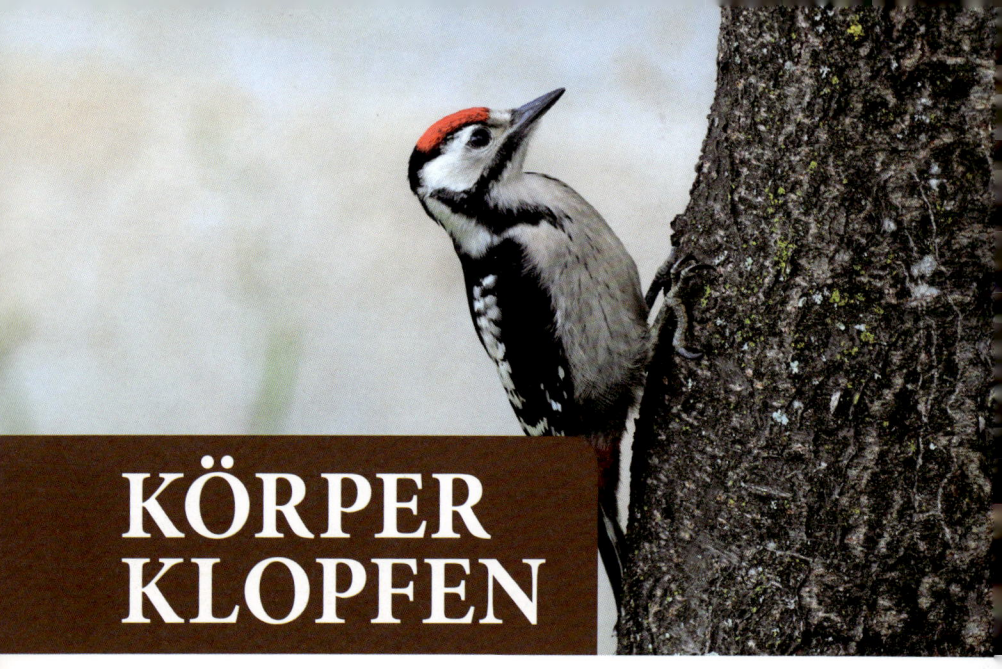

KÖRPER
KLOPFEN

Der chinesische Begriff »Qi Gong« bezeichnet die Arbeit mit dem Qi, und diese beinhaltet bewegte und stille Energieübungen. Das Klopfen des Körpers gehört zu den einfachsten Qi-Gong-Übungen. Es ist eine wirkungsvolle Gesundheitspflege, und man braucht zudem wenig Zeit und Platz und keine Hilfsmittel zur Ausübung. Die Kultivierung der eigenen Energie ist essenziell. Nur so können frühzeitig Energieblockaden erkannt und aufgelöst werden. In China und Taiwan wird diese Übung für körperliche und geistige Harmonie auch als Klopfmassage bezeichnet. Anstelle der flachen Hand nehmen Geübte ein kleines zusammengeschnürtes Bündel aus Bambusstöcken, um die Wirkung des Klopfens im Körper zu erhöhen. Auch kleine mit Sand gefüllte Säckchen kommen bei der Klopfmassage zum Einsatz.

EFFEKT

Diese Übung verbessert die Durchblutung und fördert den Qi-Fluss. Sie belebt und aktiviert den gesamten Körper und pflegt die Gesundheit. Nach dem Klopfen fühlen Sie sich gelöst, entspannt und erfrischt, und Ihre positive Kraft ist erweckt.

ABLAUF

Stellen Sie sich aufrecht hin. Ihre Füße stehen auf Hüft- oder Schulterbreite parallel zueinander. Die Kniekehlen sind gelöst, d. h., die Knie sind ganz leicht gebeugt. Alternativ können Sie sich auch auf einen Stuhl setzen, wenn Ihnen das Stehen Mühe bereitet. Lassen Sie den Atem während der ganzen Übung natürlich durch die Nase ein- und ausströmen. Klopfen Sie nun mit der leicht gewölbten Handfläche Ihren ganzen Körper ab. Beginnen Sie mit den Schultern und den Armen. Gehen Sie weiter zur Brust, zum Bauch, zu den Hüften und zum Rücken. Klopfen Sie dann auch Gesäß und Beine ab. Selbstverständlich können Sie dabei die klopfende Hand wechseln. Alternativ zum Klopfen können Sie empfindliche Stellen wie die Gelenke oder den Bauch auch mit der flachen Hand stark reiben. Spüren Sie zum Abschluss noch etwas nach.

→ Als wohltuende Ergänzung empfehle ich Ihnen vor oder nach dem Klopfen die Übungen »Gesicht waschen« (S. 38) und »Thymusdrüse klopfen« (S. 18).

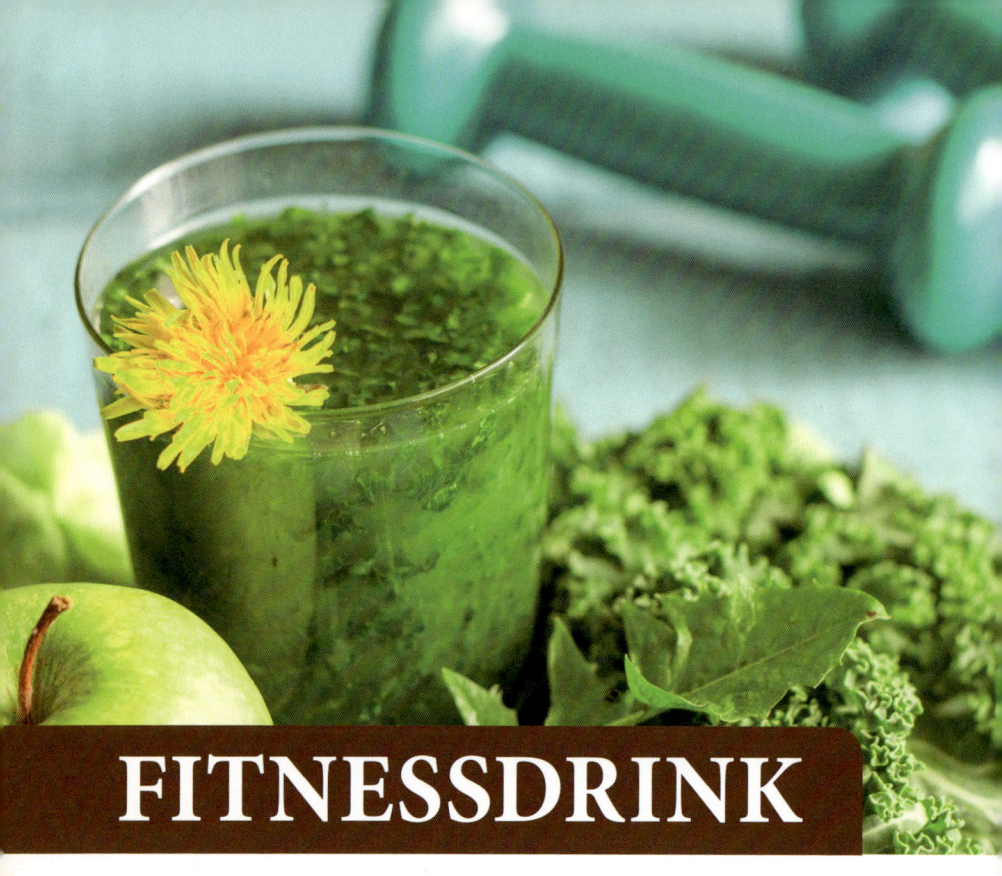

FITNESSDRINK

HINTERGRUND

Selbst gemachte Drinks aus Früchten oder Gemüse sind echte Vitalstofflieferanten. Sie bringen den nötigen Kick zu jeder Jahreszeit. Es macht große Freude, etwas Gesundes und Leckeres selbst zuzubereiten, und das ohne Geschmacksverstärker und Farbstoffe. Dieser Saft eignet sich besonders gut im Frühling für eine Entgiftungs- und Entschlackungskur. Er schmeckt sehr lecker und ist schnell zubereitet.

EFFEKT

Löwenzahnblätter sind besonders reich an Mineralien und Spurenelementen. Sie wirken verdauungsfördernd und regen den Stoffwechsel an. Äpfel wirken leistungsstärkend und halten den Geist fit und wach. Sie sind Vitaminbomben und aktivieren die Darmtätigkeit an. Orangen begünstigen den Fettstoffwechsel, enthalten viele wirkungsvolle Antioxidantien und wirken sich positiv auf die Körperentgiftung aus.

 ## ZUBEREITUNG

Waschen Sie die Löwenzahnblätter, und schneiden Sie sie in Streifen. Pressen Sie die Orange aus. Vierteln Sie den Apfel, und entfernen Sie das Kerngehäuse. Geben Sie alle Zutaten in ein hohes Gefäß, und pürieren Sie alles. Süßen Sie nach Ihrem Geschmack, und genießen Sie diesen Fitnessdrink!

ZUTATEN

- 1 Handvoll junger Löwenzahnblätter
- 1 Orange
- 1 Apfel
- 125 ml Pflanzendrink, z. B. Sojadrink
- 1 TL Dattelsirup

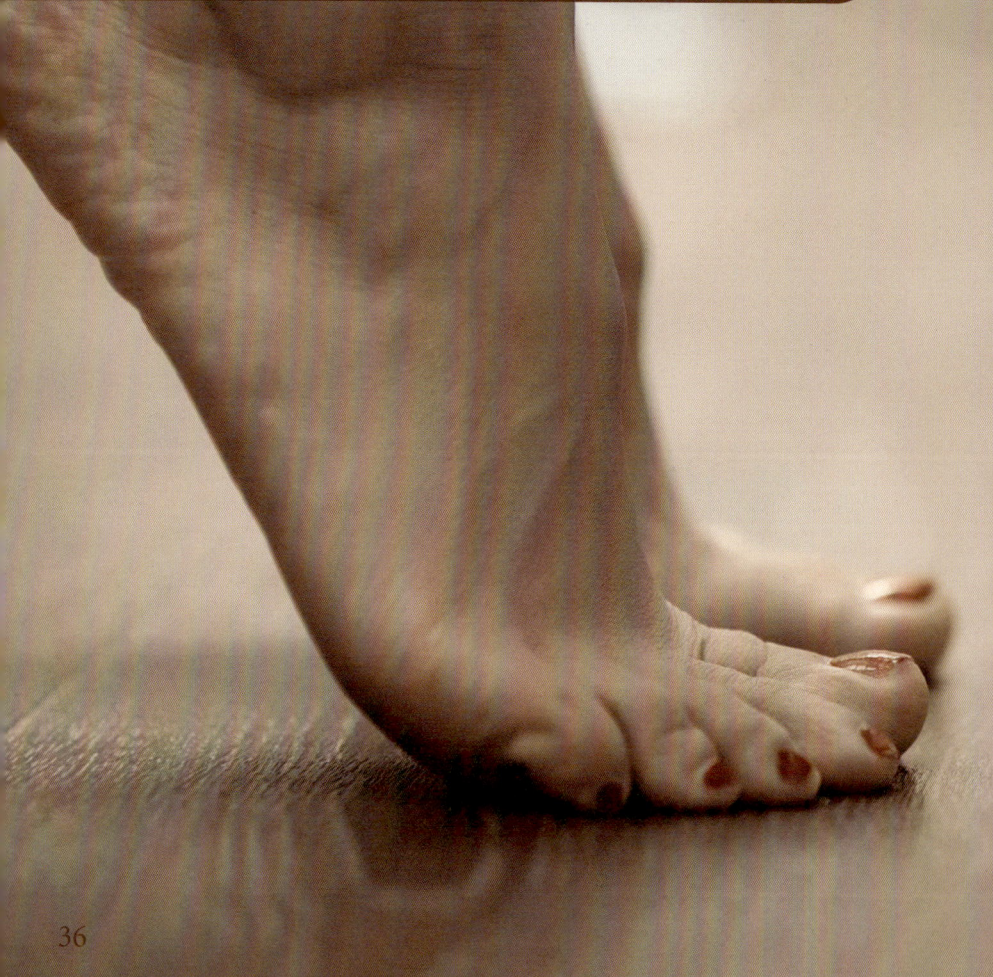

DIE 100 KRANKHEITEN VERTREIBEN

HINTERGRUND

Diese bekannte Übung stammt aus dem Qi Gong. Sie ist die letzte Figur in der Reihe der berühmten Acht-Brokat-Figuren. Sie kann aber auch wunderbar einzeln praktiziert werden.

EFFEKT

Diese schöne Übung befreit und lockert den gesamten Körper. Durch das Fallenlassen auf die Fußsohlen werden Blockaden gelöst und der gesamte Energiefluss aktiviert. Zudem verbessert sich die Blutzirkulation, und Yin und Yang, die beiden polaren Kräfte im Körper, werden harmonisiert. Die Übung energetisiert die Wirbelsäule und wirkt sich positiv auf alle Organe aus. Durch die Vibrationen werden alle Energieleitbahnen stimuliert.

ABLAUF

Stehen Sie aufrecht, die Beine sind geschlossen. Lassen Sie die Arme entspannt hängen. Atmen Sie ein, und aktivieren Sie den ganzen Körper. Spannen Sie ihn an, und heben Sie die Fersen vom Boden ab. Nehmen Sie die Spannung wahr. Spüren Sie das Gewicht auf den Fußballen und den Zehen. Atmen Sie aus, und entspannen Sie den Körper. Lassen Sie gleichzeitig die Fersen zum Boden fallen, sodass Ihr ganzer Köper sanft durchgeschüttelt wird. Wiederholen Sie diese Übung 7-mal. Verweilen Sie danach mit beiden Füßen gut geerdet auf dem Boden, und spüren Sie nach.

→ Als Ergänzung eignet sich wunderbar die »Schüttelübung« (S. 26).

GESICHT WASCHEN

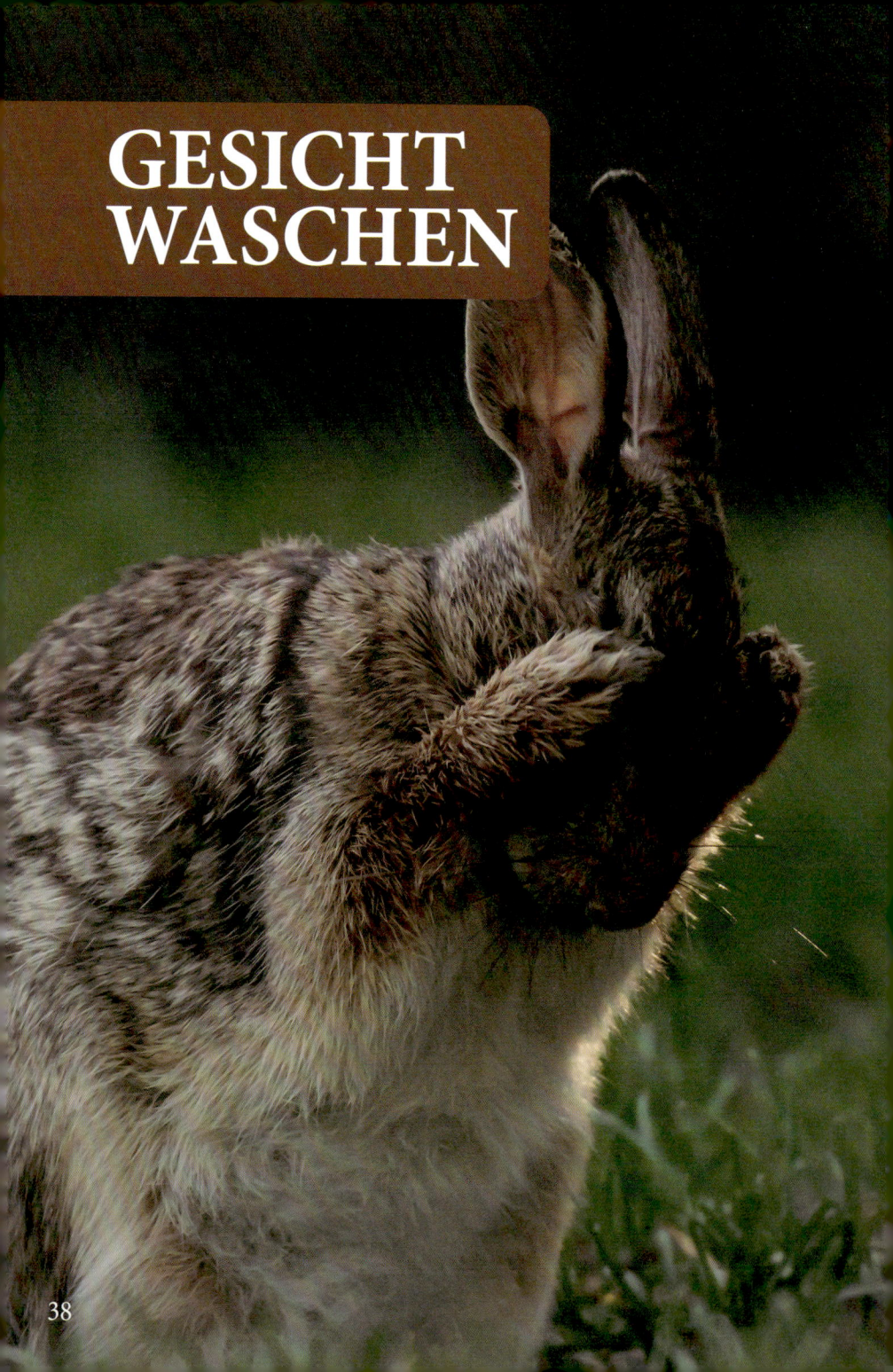

HINTERGRUND

Auch diese Übung gehört in die Kategorie der sehr leichten, aber effizienten Qi-Gong-Übungen, die die natürliche Harmonie von Körper und Geist wiederherstellen. Das Gesicht wird während des »Waschens« mit frischer Energie versorgt, und Blockaden und Ermüdungserscheinungen werden beseitigt.

EFFEKT

Diese Übung belebt und verjüngt das Gesicht und stärkt den Qi-Fluss und das Wohlbefinden. Sie macht wach, fördert klares und konzentriertes Denken und entspannt den Geist.

ABLAUF

Setzen oder stellen Sie sich aufrecht hin. Brillenträger legen Ihre Brille ab. Lassen Sie Ihren Atem während der ganzen Übung natürlich durch die Nase ein- und ausströmen. Reiben Sie die Handflächen so lange aneinander, bis eine angenehme Wärme entsteht. Stellen Sie sich Ihre Hände jetzt als einen Waschlappen vor. Waschen oder reiben Sie mit den warmen Handflächen kräftig Ihr ganzes Gesicht. Wenn Sie möchten, können Sie auch Nacken und Hals einbeziehen. Sie können diese Übung täglich so oft wiederholen, wie es Ihnen Freude macht.

→ Mit den beiden kurzen Übungen »Ohrmassage« (S. 68) und »Haare kämmen« (S. 78) steigern Sie Ihr Wohlbefinden zusätzlich merklich.

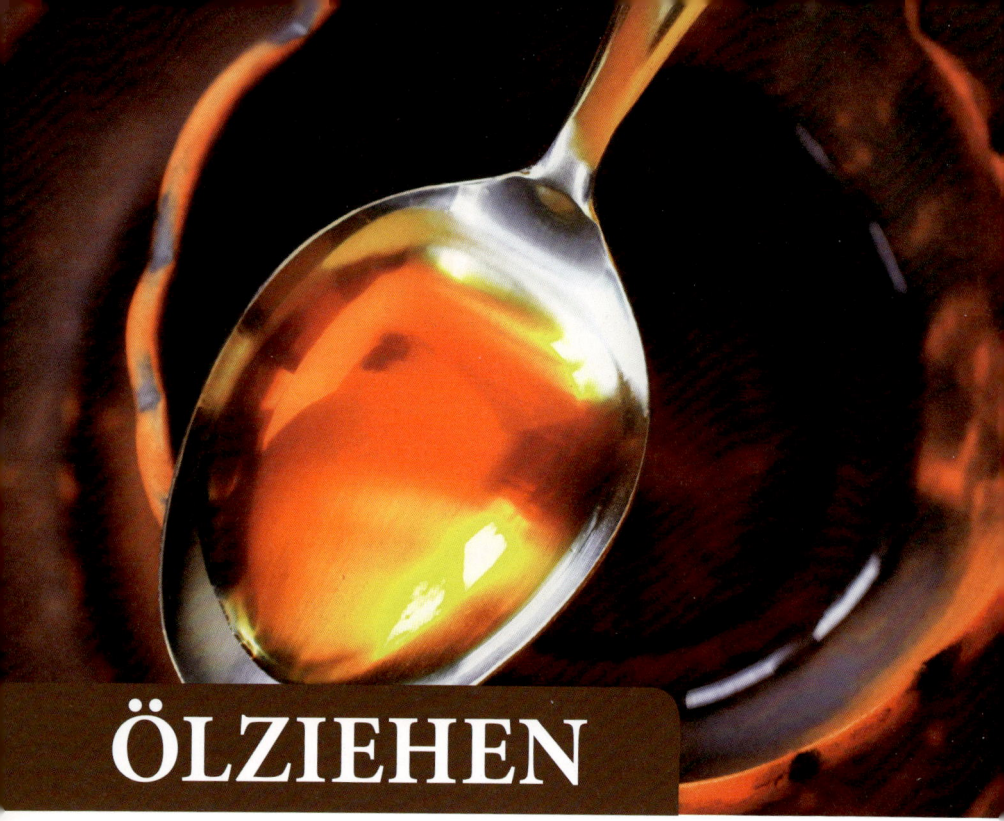

ÖLZIEHEN

HINTERGRUND

Das Ölziehen, auch Ölsaugen genannt, wurde im 20. Jahrhundert durch die russische Volksmedizin wiederentdeckt. Die Wurzeln dieser einfachen, kostengünstigen und wirkungsvollen Heilmethode liegen in Indien und Tibet.

EFFEKT

Eine richtig durchgeführte Ölkur, bei der vier Wochen lang 1-mal täglich Öl gezogen wird, reinigt, entgiftet und entschlackt den Körper. Das Ölziehen leitet Giftstoffe aus dem Körper, aktiviert das Lymphsystem und stärkt das Immunsystem. Es hilft bei Hautproblemen, Kopf- und Zahnbeschwerden, Gelenk- und Muskelschmerzen, Darm-, Leber- und Nierenleiden sowie allgemeinen Verdauungsbeschwerden.

ABLAUF

Nehmen Sie direkt nach dem Aufstehen auf nüchternen Magen 1 EL naturbelassenes kalt gepresstes Sonnenblumenöl in den Mund. In anderen Traditionen verwendet man auch Oliven- oder Sesamöl. Kauen Sie das Öl, und ziehen Sie es durch die Zähne, ohne es zu schlucken. Kauen und ziehen Sie das Öl so lange, bis es seine Konsistenz und seine Farbe verändert. Zuerst ist das Öl hellgelb und leicht. Nach der Anwendung ist es milchig-trüb und zähflüssig. Normalerweise dauert dies 10–20 Minuten. Dann können Sie das Öl in die Toilette oder in ein Tuch spucken. Achten Sie unbedingt darauf, dass Sie kein Öl hinunterschlucken, denn die Giftstoffe sollen Ihren Körper ja verlassen. Spülen Sie anschließend den Mund mit warmem Wasser, reinigen Sie die Zunge, und putzen Sie die Zähne.

→ Ergänzend empfehle ich Ihnen die Übung »Zunge reinigen« (S. 110).

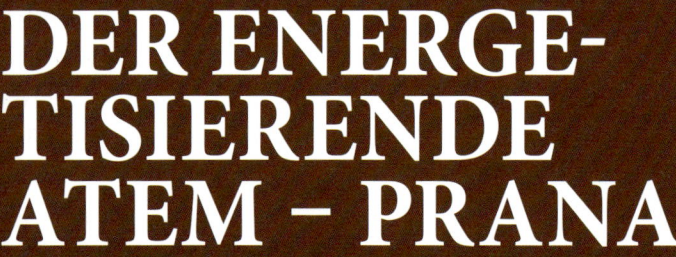

DER ENERGE-TISIERENDE ATEM – PRANA

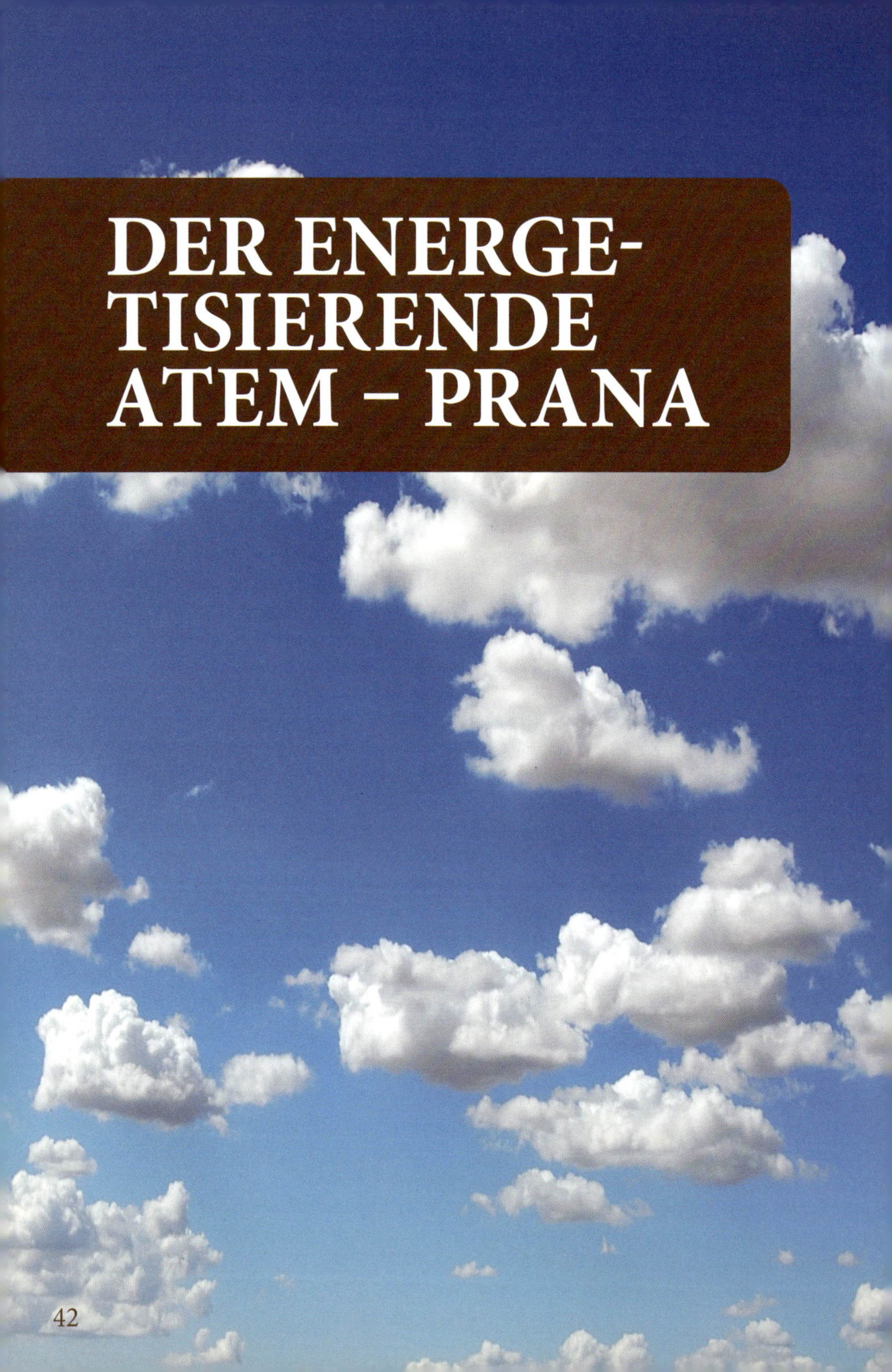

HINTERGRUND

In der feinstofflichen Lehre des Yoga und Ayurveda geht man davon aus, dass sich Prana, die Lebenskraft, im menschlichen Organismus in fünf funktionalen Aspekten oder Winden (Vayu) ausdrückt. Prana ist besonders mit der Einatmung verbunden und wirkt vitalisierend und stabilisierend, nimmt Energie auf, befindet sich im Kopf (Gehirn) und im Herzen. Außerdem kontrolliert es die Atmung, die Sinnesfunktionen und die geistigen Tätigkeiten und ist verantwortlich für die Erhöhung der geistigen Empfänglichkeit, z. B. eine bessere Wahrnehmung oder Intuition.

EFFEKT

Diese Atemübung hilft bei Allergien, Erkältungen im Kopfbereich, Erkrankungen des Gehirns und des Nervensystems. Zudem wirkt sie bei Erschöpfung aufbauend, lindert Kopfschmerzen und erhöht die Leistungsfähigkeit.

ABLAUF

Nehmen Sie eine stabile und aufrechte Sitzhaltung ein. Verbinden Sie sich mit Ihrer natürlichen Atmung. Lenken Sie gedanklich die Energie der Einatmung aus dem Himmel und dem umgebenden Raum durch den Kopf zum Dritten Auge zwischen die Augenbrauen. Halten Sie die Energie in der Atemfülle, wenn Sie Ihren Atem für einen Moment anhalten, in Form eines Lichtballs im Stirnchakra. Atmen Sie dann gedanklich durch das Dritte Auge aus. Sie erleben Erfrischung, Vitalisierung und Klärung. Wiederholen Sie die Atemübung 3–5 Minuten lang. Spüren Sie noch etwas nach.

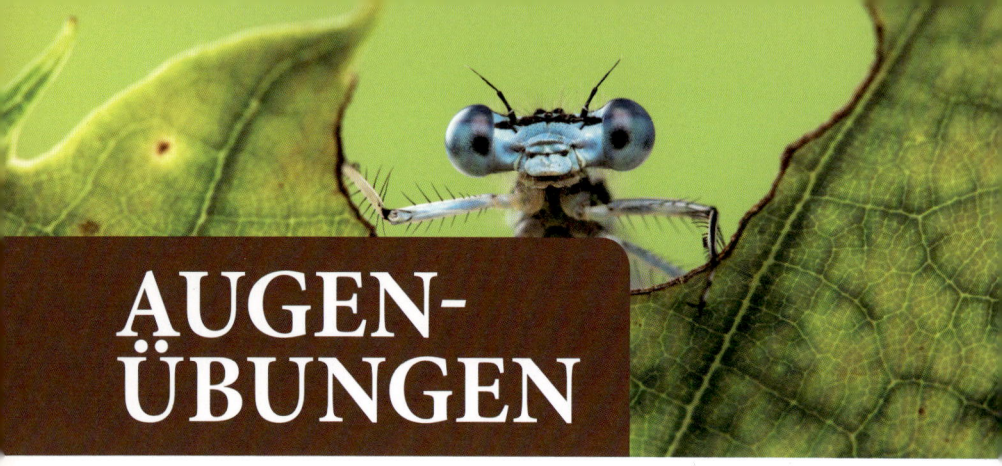

AUGEN-ÜBUNGEN

HINTERGRUND

Rund 90 % der Sinneseindrücke nehmen wir mit unseren Augen wahr. Jedes Auge wird von sieben Muskeln bewegt. Muskeln wollen und sollen sinnvoll beansprucht werden, denn nur so bleiben sie gesund und können ihrer natürlichen Aufgabe nachgehen. Dies ist Grund genug, den Augen zwischendurch immer wieder eine Pause und etwas Erholung zu gönnen. Unsere Augen werden vor allem durch die lange Bildschirmarbeit belastet, und das kann zu Verspannungen, Augenbrennen, trockenen Augen, Sehverschlechterungen sowie zu Kopf- und Nackenschmerzen führen. Auch die stundenlange Beschäftigung mit Smartphones und exzessives Fernsehen schaden langfristig den Augen. Deshalb ist es wichtig, dass die Augenmuskulatur regelmäßig trainiert, aber auch entspannt wird.

EFFEKT

Diese Übungen trainieren die Augenmuskulatur. Mit ihnen erhalten und verbessern Sie Ihre Sehkraft. Sie helfen zudem bei müden und trockenen Augen und bringen das Qi wieder zum Fließen.

ABLAUF

1. Reiben Sie Ihre Handflächen so lange fest aneinander, bis eine angenehme Wärme entsteht. Legen Sie die Handflächen ganz sanft etwa 30 Sekunden lang über die geschlossenen Augen. Ihre Augen werden die Wärme und die Dunkelheit genießen.

2. Gähnen Sie nun herzhaft ein paarmal hintereinander. Auf diese Weise befeuchten Sie Ihre Augen natürlich. Alternativ oder ergänzend können Sie schnell und viel blinzeln.

3. Halten Sie Ihren Kopf gerade, und blicken Sie 8-mal so weit wie möglich nach links, danach nach rechts. Dann schauen Sie 8-mal nach oben und anschließend nach unten. Lassen Sie jetzt Ihre Augen 8-mal in beide Richtungen kreisen. Zum Abschluss beschreiben Sie 8-mal mit beiden Augen gleichzeitig eine liegende Acht.

4. Lassen Sie Ihren Blick durchs Zimmer wandern, und fokussieren Sie Gegenstände in unterschiedlicher Entfernung.

5. Blicken Sie aus dem Fenster. Schauen Sie in die Weite und danach auf einen Gegenstand direkt vor dem Fenster. Lassen Sie Ihren Blick noch einmal in die Ferne schweifen.

6. Wiederholen Sie die Punkte 1 und 2.

7. Schließen Sie zum Ausklang Ihre Augen ein paar Sekunden oder Minuten lang.

→ Als Ergänzung eignet sich wunderbar das »Augenbad« (S. 16).

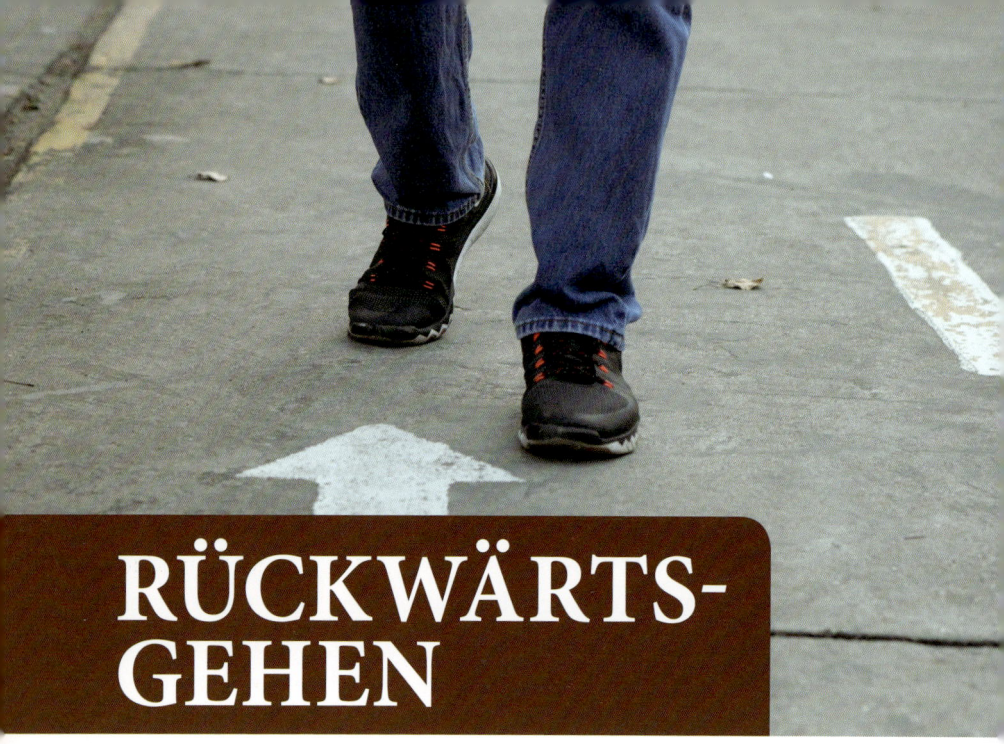

RÜCKWÄRTS-GEHEN

Normalerweise bewegen wir uns immer vorwärts. Doch es tut uns gut, einfach einmal die Blickrichtung zu wechseln und andere Muskelgruppen zu benutzen. Eine neue Perspektive einzunehmen, schult die Sinne enorm. Ein asiatisches Sprichwort heißt: »100 Schritte rückwärts bringen mehr als 1000 Schritte vorwärts.« Das Rückwärtsgehen ist vor allem bei den Chinesen und Japanern sehr beliebt. Es wird in Gruppen oder auch allein geübt. Man läuft gerade oder im Kreis, und Fortgeschrittene gehen sogar rückwärts die Treppen hoch. Auch in anderen Systemen, z. B. im Yoga, kennt man Umkehrhaltungen und ihre positiven Auswirkungen auf den Praktizierenden.

EFFEKT

Diese Übung schult die Koordination und Konzentration und verbindet linke und rechte Gehirnhälfte miteinander. Sie stärkt alle Sinne, erhöht die Vorstellungskraft und baut Muskeln auf, die beim Vorwärtsgehen vernachlässigt werden. Rückwärtsgehen trainiert das Hörvermögen, verbessert das Gleichgewicht, und auch Rücken, Knie und Hüfte profitieren davon. Es dreht den normalen Fluss der Dinge um und hat eine positive und aufbauende Wirkung auf das Energiesystem im gesamten Körper. Auf den Geist wirkt diese Übung entspannend, ausgleichend und wohltuend.

ABLAUF

Achten Sie zu Beginn Ihrer Praxis darauf, dass Sie in einem geschützten Umfeld üben. Schieben Sie gefährliche Gegenstände zur Seite, und halten Sie sich von Straßen oder unübersichtlichen Orten fern. Beginnen Sie mit kleinen langsamen Schritten, und laufen Sie in einem großen Kreis. Vermeiden Sie es dabei, andauernd den Kopf nach hinten zu drehen. Versuchen Sie, zu hören und zu fühlen, wie und wo Sie laufen. Mit zunehmender Übung und Vertrauen in Ihre Fähigkeiten können Sie auch längere gerade Strecken im Freien rückwärts gehen. Achten Sie immer auf eine ruhige und entspannte Atmung. Gehen Sie so lange, wie Sie sich wohlfühlen und sich weder körperlich noch geistig verkrampfen.

→ Ergänzend empfehle ich Ihnen die Übung
»Stehen wie ein Baum« (S. 56).

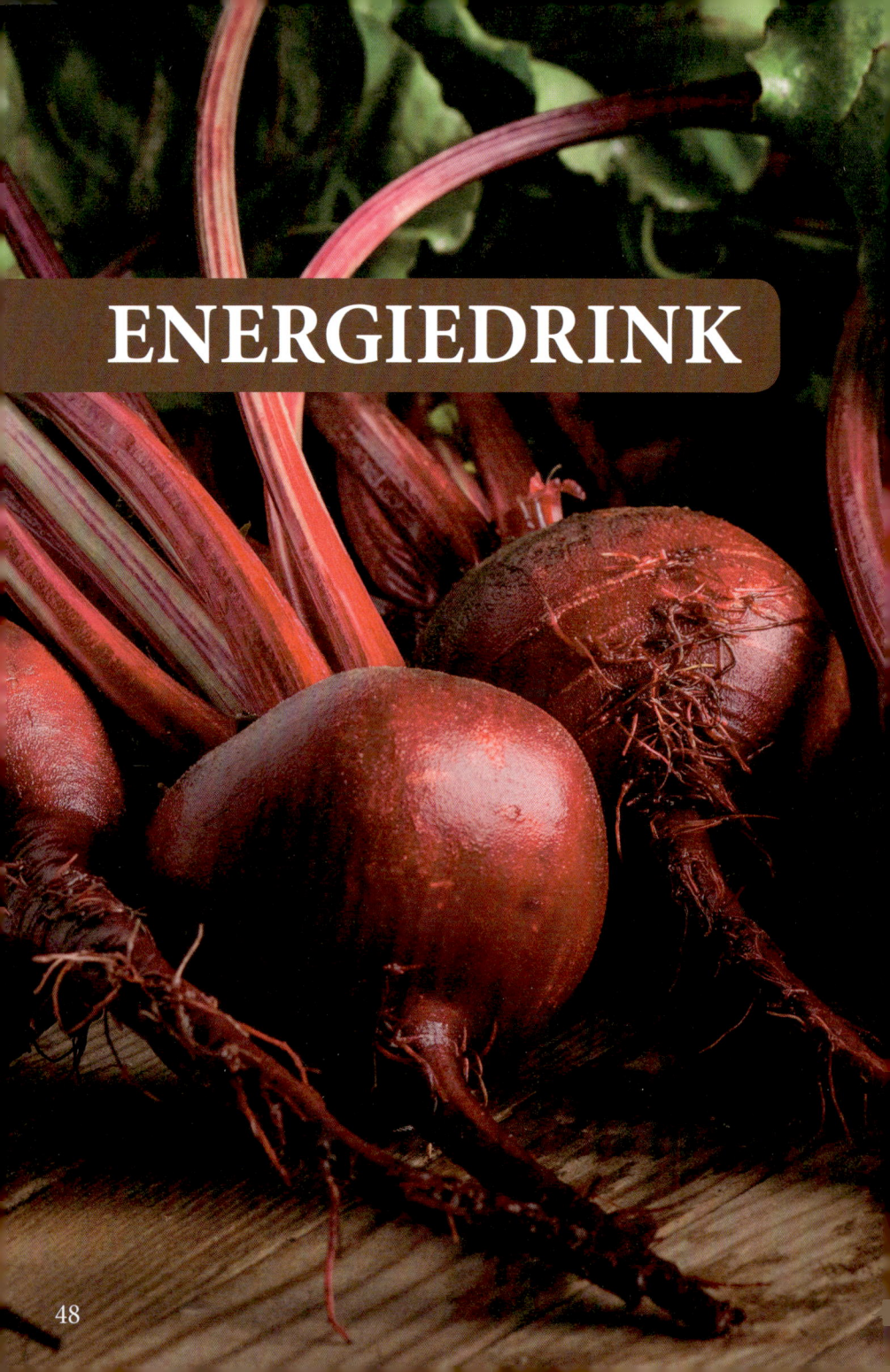

ENERGIEDRINK

HINTERGRUND

Dieser Energiedrink stammt aus dem Ayurveda, der indischen Gesundheitslehre und Heilkunst, und schmeckt köstlich. Der Saft ist schnell und einfach zubereitet und gut bekömmlich.

EFFEKT

Ingwer gilt als König der ayurvedischen Gewürze. Er stärkt das Verdauungsfeuer, pflegt die Darmflora, senkt den Cholesterinspiegel und den Blutdruck. Er wirkt wärmend und anregend, leitet Giftstoffe aus und stärkt bei Erkältungskrankheiten. Rote Bete enthält viele wertvolle Vitamine. Sie hat einen hohen Eisengehalt und ist blut- und darmreinigend. Karotten zeichnen sich durch ihren hohen Anteil an Vitaminen, Nähr- und Ballaststoffen aus. Kardamom wirkt verdauungsfördernd, neutralisiert Schleim und wirkt sich stärkend auf die Lebenskraft aus. Er fördert klares Denken und beseitigt Müdigkeit. Zitronen enthalten viel Vitamin C. Die Säure belebt und regt an und unterstützt die Abwehrkräfte sowie die Verdauung. Ahornsirup ist ein wunderbarer Energielieferant, wenn man sich müde und kraftlos fühlt.

 ## ZUBEREITUNG

Entsaften Sie die Karotten, die Rote Bete und den Ingwer. Geben Sie dann den Zitronensaft, den Kardamom und den Ahornsirup dazu, und rühren Sie alles einmal um. Genießen Sie diesen Energiedrink sofort.

ZUTATEN

- 3 Karotten
- 1 Rote Bete
- 1 Scheibe frische Ingwerwurzel, 1 cm dick
- ½ EL Zitronensaft
- 1 Prise Kardamom
- ½ EL Ahornsirup

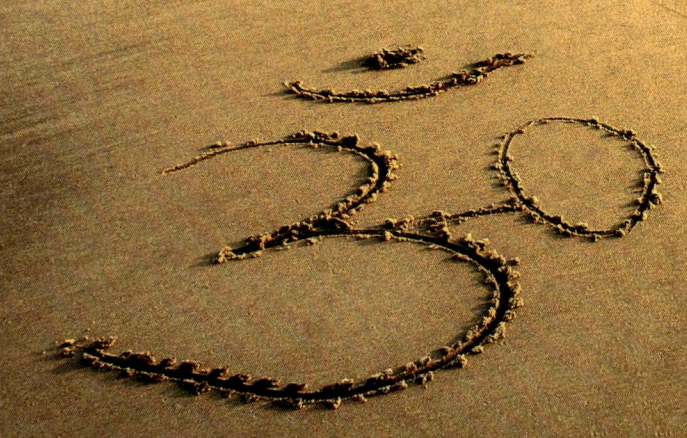

KRAFTWORT OM

HINTERGRUND

OM (AUM) ist ein Mantra, ein Wort der Kraft. Es ist der kosmische Urlaut, der transzendente Urklang. OM ist der Klang des Absoluten und symbolisiert die Einheit allen Seins.

EFFEKT

Das Rezitieren oder Singen des Kraftwortes OM fördert das innere Gleichgewicht und die Konzentration. Es stärkt die Urenergie und die Klarheit und hilft gegen Depressionen. Zudem führt es zu innerer Ruhe und Harmonie und verleiht Kraft und Energie. Das Mantra OM bringt Körper und Geist in die Gegenwart zurück und verbindet beide miteinander.

ABLAUF

Setzen Sie sich auf ein Kissen am Boden oder auf einen Stuhl, oder stehen Sie aufrecht. Schließen Sie die Augen, und atmen Sie ein paarmal bewusst ruhig und tief ein und aus. Nehmen Sie Ihren Körper und Ihre mentale Verfassung wertfrei wahr. Atmen Sie nun ganz tief ein. Während Sie ausatmen, singen Sie das Kraftwort OM. Versuchen Sie, so lange wie möglich auszuatmen, ohne sich dabei zu verkrampfen oder außer Atem zu geraten. Wiederholen Sie dies mindestens 5-mal. Kehren Sie dann zu Ihrer natürlichen Atmung zurück, und spüren Sie nach. Sie können das Chanten (Rezitieren) täglich so oft wiederholen, wie Sie möchten. Je länger Sie üben, desto stärker ist die Wirkung.

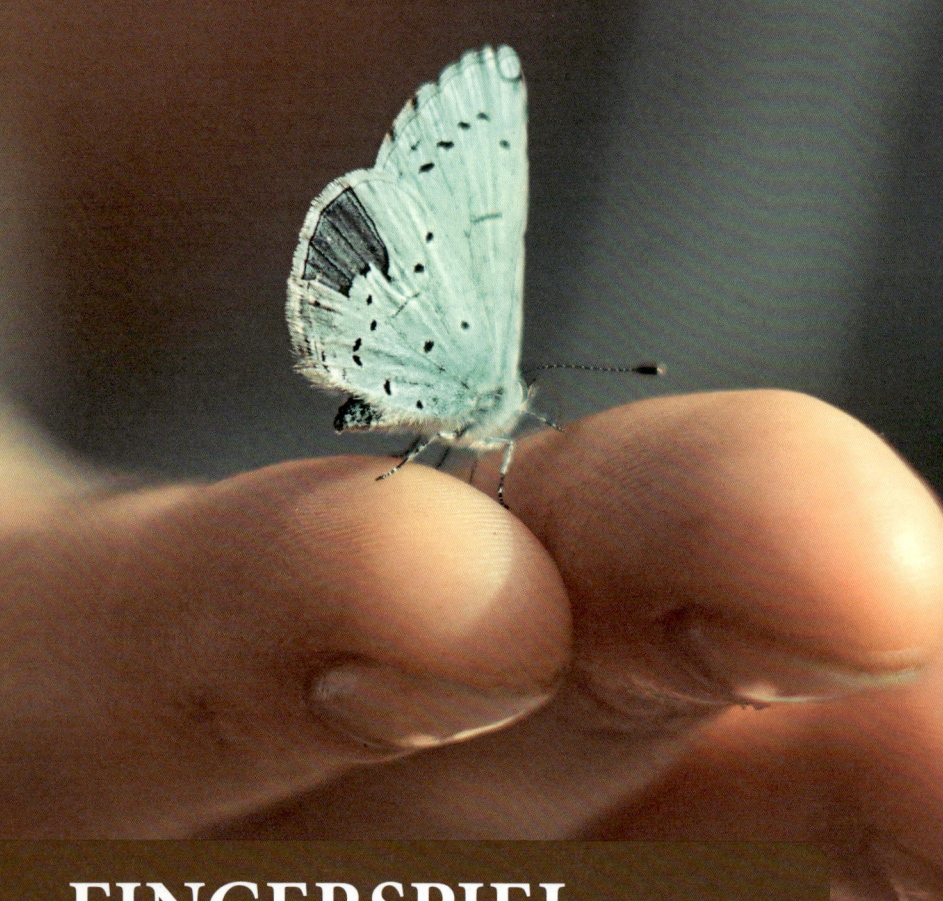

FINGERSPIEL: SCHMETTERLING

HINTERGRUND

Der erwachsene Mensch besteht aus 206 Knochen. Jede Hand hat 27 Knochen, somit liegt ein Viertel aller Knochen unseres Körpers in unseren beiden Händen. Die Traditionelle Chinesische Medizin macht sich dieses Wissen zunutze und hat ein spezielles Qi-Gong-Fingersystem entwickelt, das die Gesunderhaltung und den Genesungsprozess von Körper und Geist positiv unterstützt und fördert.

EFFEKT

Diese einfache Übung stärkt das Herz und das Herz-Kreislauf-System. Sie erfrischt den Geist, trainiert das Gehirn und aktiviert die Energie und den Qi-Fluss im gesamten Körper.

ABLAUF

Legen Sie beide Handflächen flach vor der Brust aneinander. Die Fingerspitzen zeigen nach oben. Spreizen Sie die Finger leicht. Bewegen bzw. verschränken Sie nun die kleinen Finger miteinander, und zwar abwechselnd so, dass einmal der rechte und einmal der linke Finger außen liegt. Wiederholen Sie dies 10-mal. Wiederholen Sie diese Bewegung mit dem Ring-, dem Mittel-, dem Zeigefinger und dem Daumen. Verschränken Sie jedes Fingerpaar 10-mal. Atmen Sie dabei ruhig und regelmäßig, und entspannen Sie Ihre Gesichtsmuskeln. Sie können das Fingerspiel im Sitzen, im Stehen oder sogar im Gehen üben.

→ Als Ergänzung eignet sich wunderbar der »Bärengriff« (S. 98).

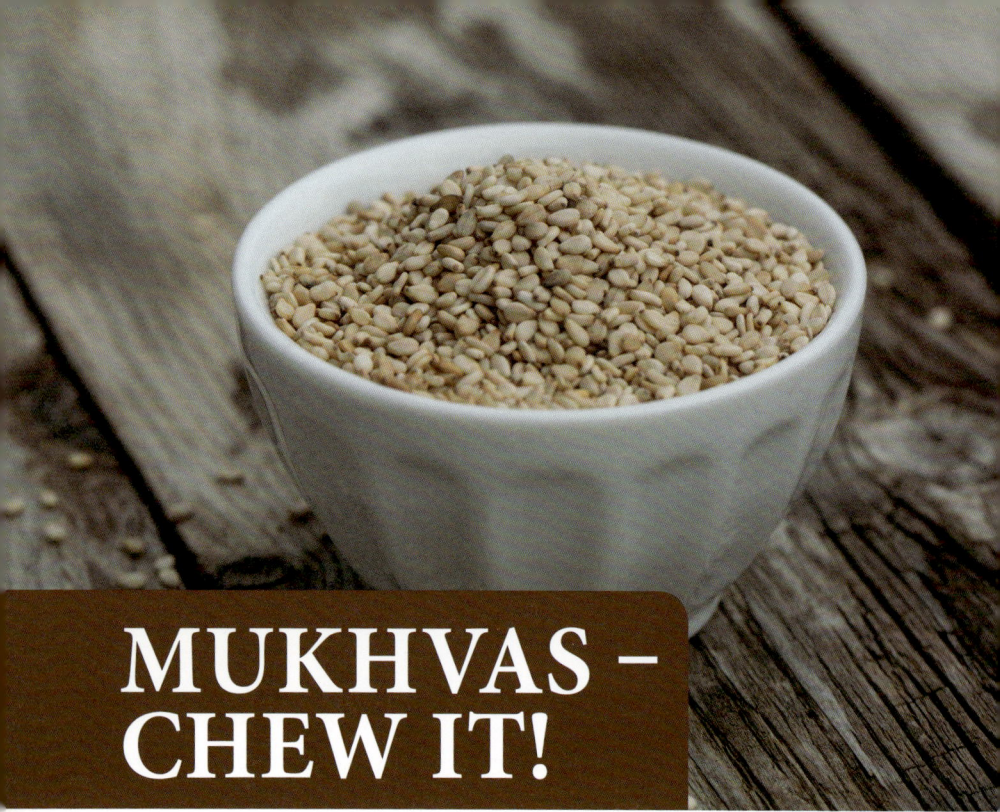

MUKHVAS – CHEW IT!

HINTERGRUND

Mukhvas ist eine aus Indien stammende Munderfrischung. Der Name »Mukhvas« ist eine Zusammensetzung aus den Worten »Mukha« (Mund, Rachen, Gesicht) und »Vas« (wohlriechend machen, mit Duft erfüllen). Im Ayurveda wird empfohlen, eine kleine Menge dieser aromatischen Samenmischung nach dem Essen zu kauen. Es gibt zahlreiche Variationen, manche Mukhvas bestehen nur aus einer, andere wiederum aus vielen verschiedenen Zutaten.

EFFEKT

Diese Samenmischung erfrischt Mund und Atem und sorgt für ein gutes Bauchgefühl. Sie unterstützt die Verdauung, hilft bei Sodbrennen und Blähungen.

 ## ZUBEREITUNG

Mischen Sie alle Zutaten miteinander, und füllen Sie sie in einen gut verschließbaren Behälter. Wenn Sie die Samen nicht bereits geröstet kaufen, können Sie sie ganz einfach selbst in einer Pfanne ohne Zugabe von Öl anrösten.

ZUTATEN

- 30 g geröstete Fenchelsamen
- 30 g geröstete Sesamsamen
- 30 g geröstete Anissamen

Kauen Sie nach einer Mahlzeit 1 TL der Samenmischung. Trinken Sie danach etwas Wasser, um den Geschmack zu intensivieren und den Mund zu spülen.

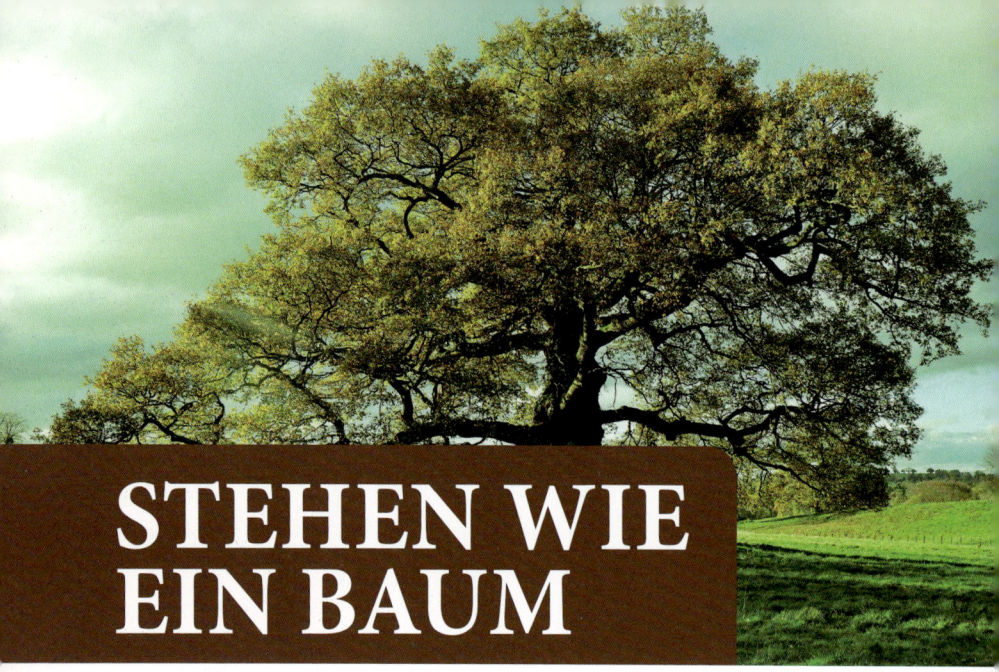

STEHEN WIE EIN BAUM

HINTERGRUND

Diese Übung geht auf den Gelben Kaiser zurück, der vor über 4000 Jahren in China gelebt hat, und wird bis heute in den chinesischen Kampfkünsten und Heilsystemen angewendet. Das Wie-ein-Baum-Stehen gilt dabei als wichtige energetische Grundlage. Meister verschiedener Systeme lassen ihre Schüler meist Wochen oder Monate diese Haltung üben, bevor sie bewegte Formen aus dem Qi Gong, dem Taiji Quan (Tai Chi) oder dem Wu Shu (Kung Fu) unterrichten.

EFFEKT

Stehen wie ein Baum stärkt die Knochen, die Abwehrkräfte, die Ausdauer und die Konzentration sowie das Herz und den Kreislauf. Diese stille Übung entspannt und beruhigt den Geist und steigert die Sauerstoffzufuhr in den Zellen sowie die Energie im ganzen Körper. Die Atemfrequenz verlangsamt sich beim Praktizieren, und körperliche und geistige Blockaden werden aufgelöst. Ganz allgemein spricht man von den fünf Regulationen, die diese Übung bewirkt: die Regulation des Körpers, die der Atmung, die des Geistes, die des Bewusstseins (der Vorstellung) und die der Energie.

ABLAUF

Stellen Sie sich aufrecht hin. Ihre Füße stehen auf Hüft- oder Schulterbreite parallel zueinander auf dem flachen Boden. Die Beine sind leicht gebeugt, die Kniekehlen sind entspannt. Kippen Sie das Becken so weit, dass Sie nicht ins Hohlkreuz fallen. Ihre gesamte Wirbelsäule ist nun aufrecht. Die normale Doppel-S-Krümmung ist gelöst, damit das Qi während der Übung besser fließen kann. Ziehen Sie das Kinn sanft zurück, sodass auch die Halswirbelsäule gerade ist. Ihre Gesichtszüge sind entspannt. Atmen Sie durch die Nase. Heben Sie nun die Arme vor der Brust an. Die Handflächen zeigen zum Oberkörper und befinden sich etwa auf der Höhe des Brustbeins. Die Finger weisen zueinander, und die Ellenbogen zeigen nach außen. Versuchen Sie, Ihre Schultern so entspannt wie möglich zu halten. Stellen Sie sich vor, dass Sie einen kräftigen Baum umarmen oder einen großen Ball in den Armen halten. Bleiben Sie zu Beginn des Trainings etwa 1 Minute lang regungslos stehen. Senken Sie danach langsam die Arme, und bringen Sie sie zurück an die Seiten des Körpers. Entspannen Sie sich, und spüren Sie noch etwas nach. Erhöhen Sie die Übungszeit später bis auf 10 Minuten.

DER AUFSTEIGENDE ATEM – UDANA

HINTERGRUND

In der feinstofflichen Lehre des Yoga und Ayurveda geht man davon aus, dass sich Prana, die Lebenskraft, im menschlichen Organismus in fünf funktionalen Aspekten oder Winden (Vayu) ausdrückt. Udana ist besonders mit der Ausatmung verbunden, steht für den Neuanfang, den Aufbruch, den Durchhaltewillen, bringt die Energie nach außen und lässt uns Dinge in die Tat umsetzen. Diese Energie ist aufsteigend, expressiv, befindet sich in der Kehle und im oberen Brustbereich. Sie kontrolliert die Sprache, die Handlungskraft, den Ausdruck und das persönliche Wachstum.

EFFEKT

Diese Atemübung hilft bei Erkrankungen der Kehlregion und der Stimmbänder, schützt vor Halsschmerzen, verbessert die Stimme und die Vitalität und stärkt den ganzen Organismus.

ABLAUF

Nehmen Sie eine stabile und aufrechte Sitzhaltung ein. Verbinden Sie sich mit Ihrer natürlichen Atmung. Atmen Sie dann tief ein, und lenken Sie die Energie der Einatmung zum Hals. Halten Sie die Energie in der Atemfülle, wenn Sie Ihren Atem für einen Moment anhalten, in Form eines Lichtballs in der Kehle. Atmen Sie dann aus. Die Energie der Ausatmung breitet sich über den Horizont und das ganze Universum hinweg aus. Sie erleben einen klaren Ausdruck und eine größere Selbstentfaltung. Wiederholen Sie die Atemübung 3–5 Minuten lang. Spüren Sie etwas nach.

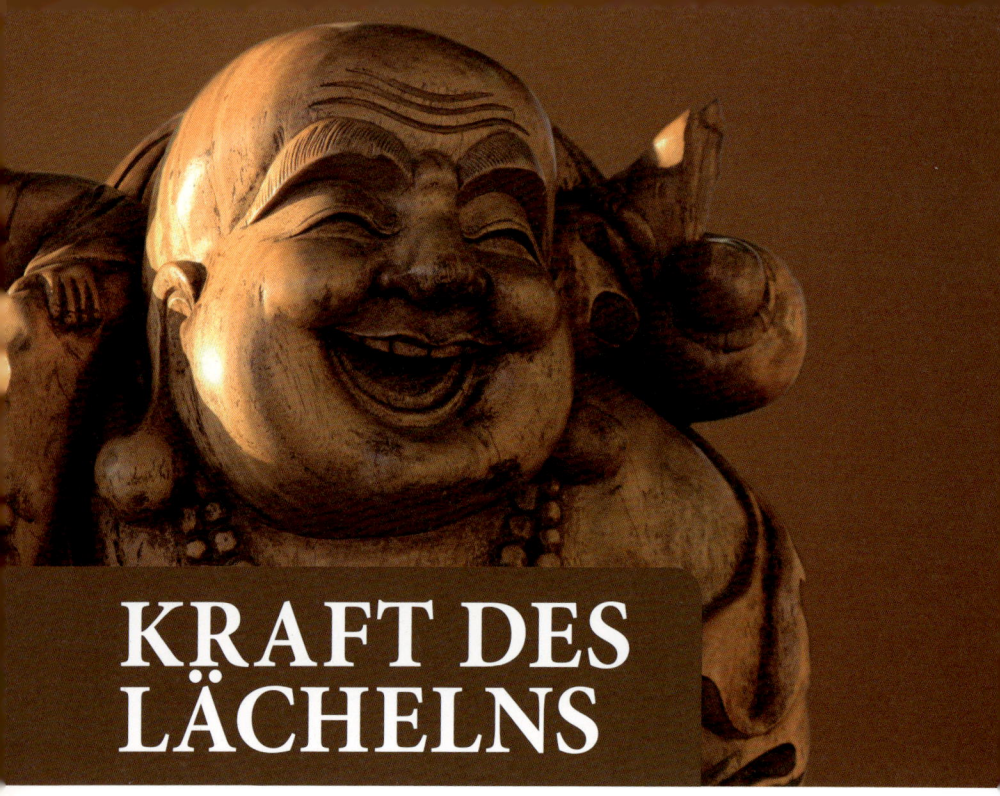

KRAFT DES LÄCHELNS

Ein indisches Sprichwort heißt: »Das Lächeln, das du aussendest, kehrt zu dir zurück.« Auch in alten taoistischen Überlieferungen wird dem Lächeln eine starke positive Wirkung auf Körper und Geist zugeschrieben. Die Kraft des bewussten Lächelns kann die Energien im Körper wieder zum Fließen bringen und dem Geist Trost, Ruhe, Heiterkeit und positive Gedanken schenken.

EFFEKT

Mit dieser einfachen, aber sehr wirkungsvollen Technik steigern Sie Ihre Energie und bringen sie wieder zum Fließen. Diese Übung beeinflusst Ihre körperliche und geistige Konstitution und hilft Ihnen dabei, Ihre Emotionen und Ihre Gefühle in Harmonie zu bringen und somit Ihr inneres Gleichgewicht wiederzufinden. Lächeln Sie sich glücklich, denn innerer und äußerer Frieden beginnen mit einem Lächeln.

ABLAUF

Setzen Sie sich aufrecht auf einen Stuhl oder auf ein Kissen am Boden. Schließen Sie die Augen. Atmen Sie natürlich und ruhig durch die Nase ein und aus. Beginnen Sie nun, zu lächeln. Ihr Gehirn nimmt die Muskelaktivität in Ihrem Gesicht wahr und produziert Glückshormone, egal, ob das Lächeln natürlich und real oder absichtlich und erdacht ist. Sie werden feststellen, dass sich in Ihnen etwas verändert. Übertragen Sie diese positive Energie nun auf Ihren gesamten Körper. Versuchen Sie, 1–3 Minuten lang zu lächeln. Lächeln Sie zwischendurch, also während des Tages, immer wieder einmal ganz bewusst.

→ Als Ergänzung empfehle ich Ihnen die Übung
»Emotionen in Balance« (S. 76).

FINGERNÄGEL REIBEN

HINTERGRUND

Normalerweise pflegen wir unsere Nägel, indem wir sie säubern, schneiden und feilen. Wir befreien sie von Nagelhäutchen und verwöhnen sie mit einem Pflegemittel oder mit Nagelöl. Zur Verschönerung werden die Nägel noch mit buntem oder neutralem Lack bemalt, aber meist wird die energetische Pflege vergessen. Im Qi Gong gibt es eine einfache Methode, mit der sich das Qi der Fingernägel stärken lässt.

EFFEKT

Diese Übung fördert die Durchblutung und aktiviert die Nerven sowie die Hirntätigkeit. Sie unterstützt das Nagelwachstum, stärkt die Nägel und kräftigt die Kopfhaare. Außerdem wird die Energie in Fingern, Händen, Armen und Schultern aktiviert, und Blockaden sowie Verspannungen werden beseitigt.

ABLAUF

Legen Sie die Fingernägel aufeinander, Daumennagel auf Daumennagel, Nagel des Zeigefingers auf den Nagel des Zeigefingers usw. Ihre Hände sind dabei fast zu Fäusten geschlossen. Reiben Sie alle Fingernägel zur gleichen Zeit 3–5 Minuten lang, und spüren Sie nach.

→ Als Ergänzung können Sie das »Fingerspiel: Schmetterling« (S. 52) ausprobieren.

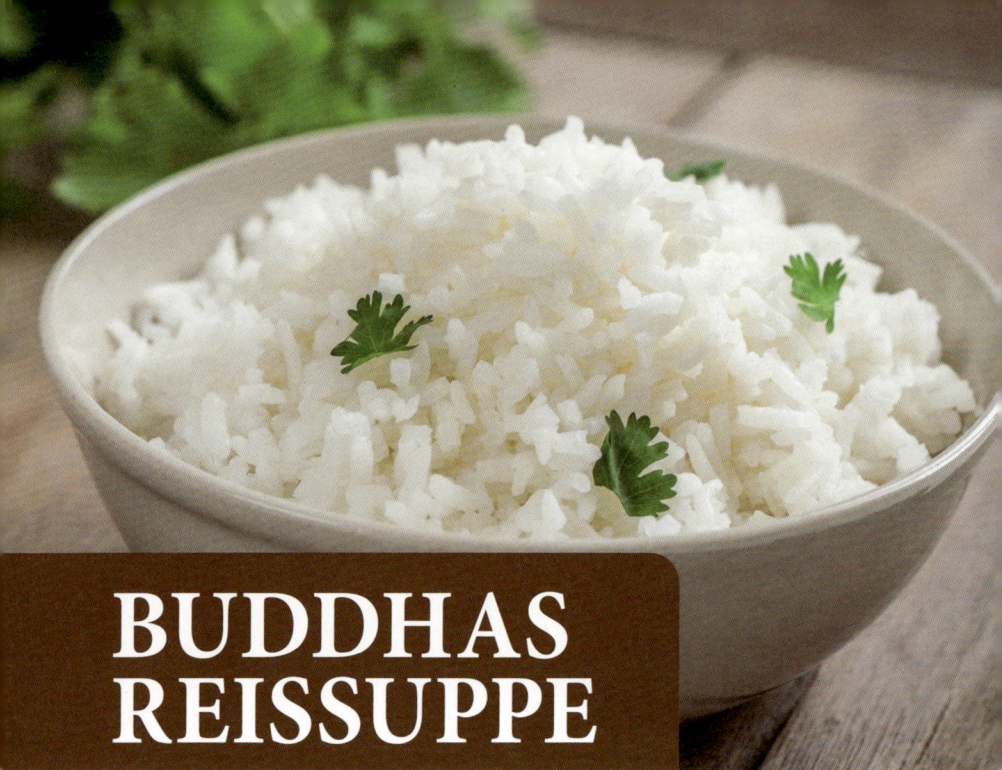

BUDDHAS REISSUPPE

In Asien sind Suppen sehr beliebt. In China und Taiwan ist es sogar üblich, dass man zum Frühstück Shifan, eine Wasser-Reis-Suppe, mit kleinen pikanten oder süßen Zutaten genießt. Ganz allgemein stärkt warmes Essen die innere Mitte sowie die Verdauung und schenkt körperliche und geistige Kraft. Buddha soll über die Reissuppe Folgendes gesagt haben: »Die Reissuppe schenkt zehn Dinge: Leben und Schönheit, Leichtigkeit und Kraft, sie vertreibt Hunger, Durst und Wind, sie reinigt die Blase und die Nieren und fördert die Verdauung.«

EFFEKT

Man sagt dieser speziellen Reissuppe stärkende, entschlacken-
de, entgiftende und reinigende Eigenschaften nach. Buddhas
Reissuppe soll bei regelmäßigem Verzehr zudem eine Linderung
von Magen- und Darmbeschwerden, Allergien und Steifheit in
Muskeln und Gelenken bewirken. Gerade als Frühstück eignet
sich diese Suppe sehr gut, weil sie Energie für den ganzen Tag
verleiht, den Organismus nicht überlastet, äußerst nahrhaft und
sehr gut verdaulich ist. Zudem stärken und aktivieren lange ge-
kochte Suppen mit Reis die innere Mitte und das Immunsystem.

 ## ZUBEREITUNG

ZUTATEN

- Reis und Wasser im Verhältnis von etwa 1:6
- Pflanzendrink, z. B. Mandeldrink
- Pflanzenmargarine
- Ahorn- oder Dattelsirup
- Salz

Die Menge des Wassers bestimmt die Dicke der Suppe. Nehmen Sie nicht zu viel
Reis, weil er sehr stark aufquillt. Geben
Sie Reis und Wasser in einen Topf mit
guter Isolierung und einem schweren Deckel. Wichtig ist es, den Reis nach kurzem
Aufkochen nur auf kleinster Flamme, dafür aber 2–4 Stunden lang köcheln zu lassen. Auf diese Weise brennt er nicht an.
Je länger die Reissuppe kocht, desto mehr stärkt sie das Qi und
das Blut. Wenn Sie die Reissuppe zum Frühstück essen möchten,
können Sie sie auch am Abend aufsetzen. Zum Schluss geben
Sie Pflanzendrink, Margarine, Sirup und ein wenig Salz dazu und
schmecken alles ab.

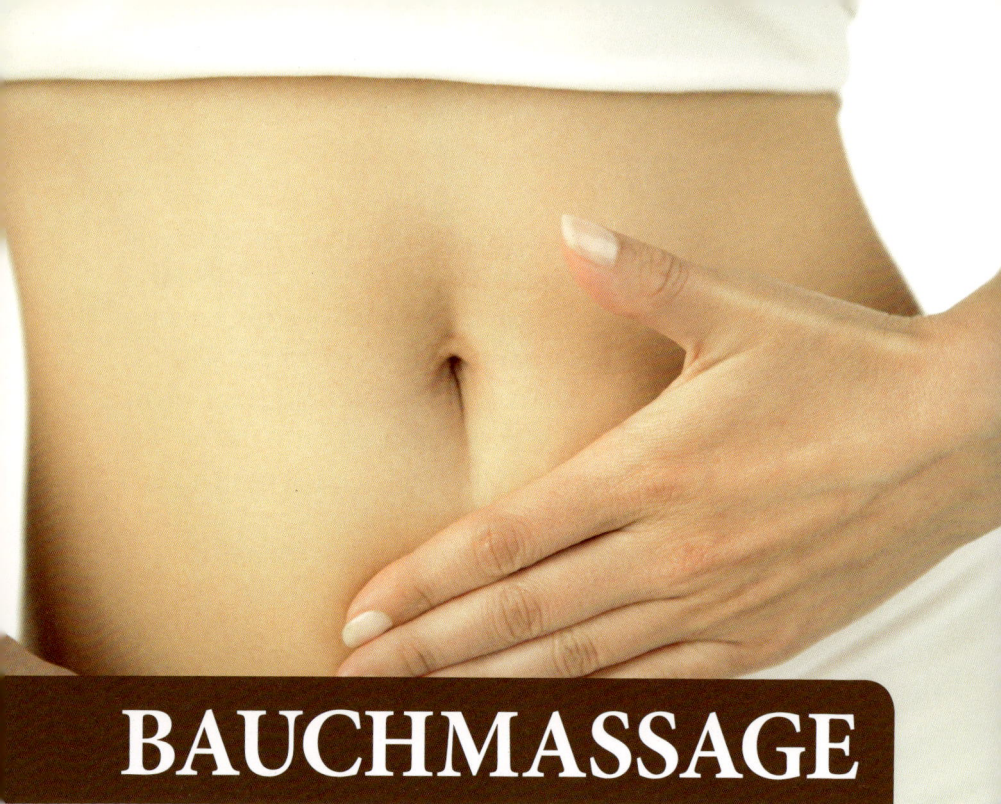

BAUCHMASSAGE

Der Bauch gilt in den meisten asiatischen Heilsystemen als Zentrum des Körpers und Sitz der Lebensgeister, außerdem als Ort der inneren Kraft und Quelle unserer Lebensenergie. Er wird auch als Sammelbecken der Emotionen, Empfindungen und Gefühle bezeichnet, und man sagt, dass intuitive Entscheidungen aus dem Bauchhirn heraus getroffen werden. Im Bauch liegt zudem ein wichtiges Energiezentrum, das im Chinesischen Dantian, im Japanischen Hara und im Indischen Manipura-Chakra genannt wird.

EFFEKT

Die Bauchmassage wirkt entspannend, wärmend, entgiftend und entkrampfend. Sie verbessert die Durchblutung des Bauchraums und fördert den Schlaf, die innere Ruhe, die Zufriedenheit, die geistige Klarheit und die Zentriertheit.

ABLAUF

Diese Übung können Sie im Sitzen, Stehen oder Liegen durchführen. Reiben Sie die Hände mit einigen Tropfen Oliven- oder Mandelöl ein. Achten Sie darauf, dass Sie warme Hände haben. Sollte dies nicht der Fall sein, reiben Sie sie so lange aneinander, bis sie angenehm warm sind. Legen Sie nun beide Hände auf Ihren Bauch, und halten Sie einen Moment inne. Starten Sie die Massage, indem Sie im Uhrzeigersinn kleine Kreise um den Bauchnabel ziehen. Lassen Sie dann die Kreise immer größer werden, bis Sie die Rippenbögen und das Schambein erreichen. Versuchen Sie, mit den ganzen Handflächen zu massieren. Kreisen Sie insgesamt 36-mal mit kräftigem Druck im Uhrzeigersinn nach außen. Im Anschluss beschreiben Sie 24-mal mit sanftem Druck Kreise gegen den Uhrzeigersinn nach innen. Die Kreise werden dabei wieder kleiner. Legen Sie Ihre Hände nun 2–3 cm unter dem Bauchnabel übereinander, und lassen Sie sie dort für ein paar Minuten ruhen. Wiederholen Sie die Übung 2- bis 3-mal.

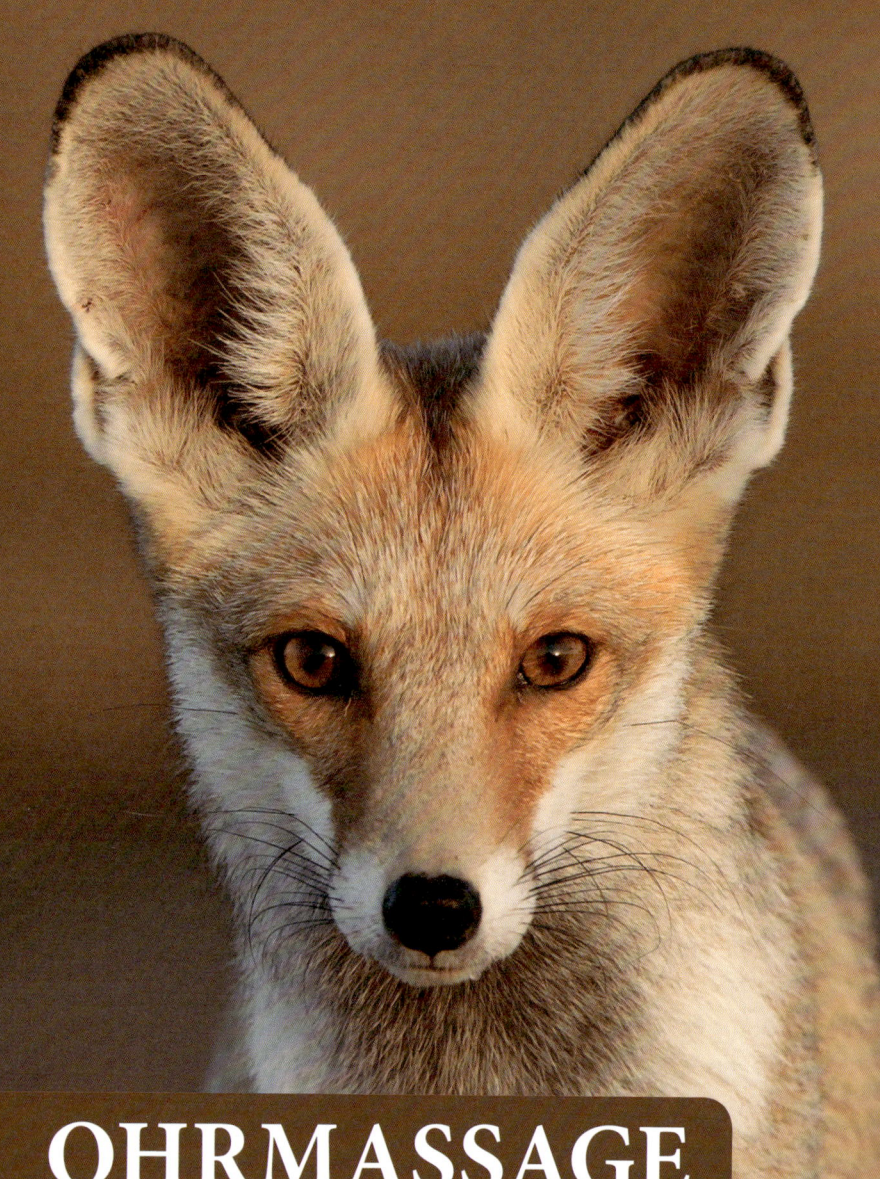

OHRMASSAGE

HINTERGRUND

Die Traditionelle Chinesische Medizin kennt über 100 Akupunkturpunkte im Ohr, und gemäß der Lehre der Reflexzonentherapie sind sämtliche menschliche Organe und Körperteile im Ohr abgebildet. Man vergleicht die Ohrmuschel dabei mit einem Menschen in umgekehrter Embryonalhaltung. Das Ohrläppchen stellt den Kopf dar und der Rand des Ohrs die Wirbelsäule.

EFFEKT

Die Ohrmassage aktiviert die Lebenskraft, bringt den Kreislauf in Schwung, fördert die Konzentration, regt die Selbstheilungskräfte an und wirkt sich positiv auf alle Organe und Körperteile aus.

ABLAUF

Massieren Sie gleichzeitig beide Ohren. Starten Sie mit den Ohrläppchen. Kneten und reiben Sie dann die gesamten Ohren, immer so kräftig wie möglich. Am besten geht es mit Daumen, Zeigefinger und Mittelfinger. Vergessen Sie dabei die Knorpel nicht. Falten Sie zum Schluss die Ohren in der Mitte zusammen, dann ziehen Sie die Ohrläppchen nach unten, und abschließend drehen Sie die Ohren nach vorn und nach hinten. Diese kleine Ohrmassage dauert etwa 1–2 Minuten.

→ Als Ergänzung eignet sich wunderbar die Übung »Gesicht waschen« (S. 38).

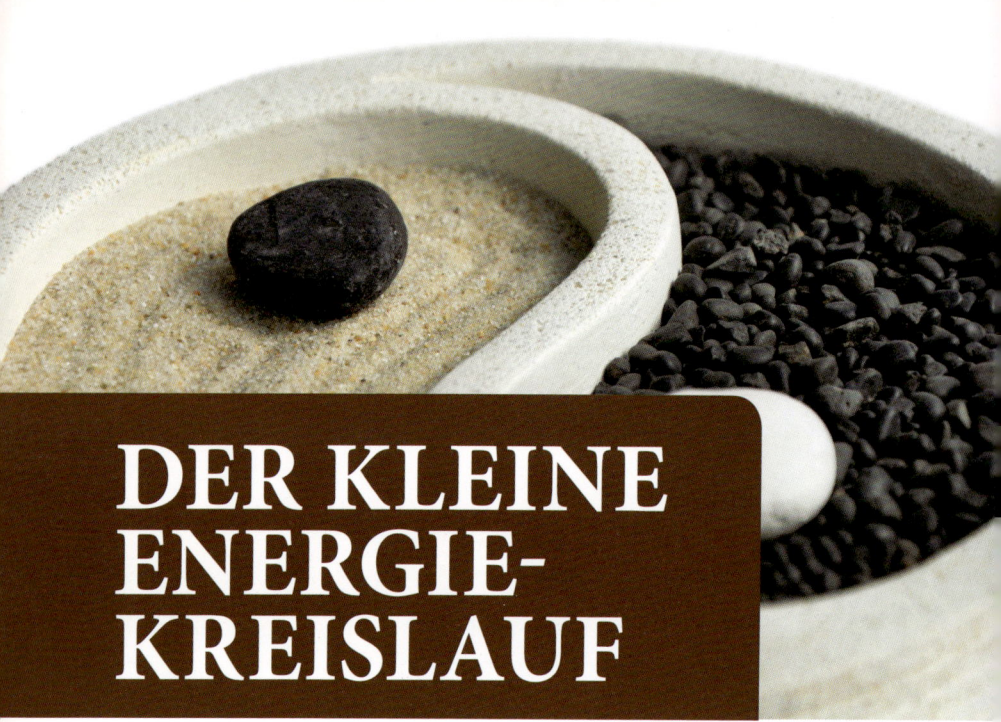

DER KLEINE ENERGIE- KREISLAUF

HINTERGRUND

Der kleine Energiekreislauf ist eine grundlegende taoistische Übung aus der inneren Alchemie. Sie gehört in das System des stillen Qi Gong. Durch das Visualisieren wird die Energie im Körper geleitet, und die beiden zentralen Hauptmeridiane werden miteinander verbunden. Diese sind der Ren-Mai (Diener- oder Konzeptionsgefäß), der vorn in der Körpermitte liegt, und der Du-Mai (Lenkergefäß), der sich hinten in der Körpermitte befindet. Die beiden Kräfte Yin (weibliches Prinzip) und Yang (männliches Prinzip) werden im Energiekreislauf harmonisch ausgeglichen, was sich positiv auf Körper und Geist auswirkt.

EFFEKT

Diese Übung entspannt, reinigt den Körper und fördert die geistige Klarheit und Harmonie. Energieblockaden werden gelöst, und das Qi wird gestärkt und aktiviert.

ABLAUF

Sie können diese Übung im Sitzen, Stehen, Liegen oder Gehen praktizieren. Ich empfehle Ihnen, zu Beginn im Sitzen zu üben. Halten Sie die Wirbelsäule aufrecht. Schließen Sie die Augen, und legen Sie die Zunge an den oberen Gaumen. Entspannen Sie die Gesichtsmuskeln, und atmen Sie während der ganzen Übung durch die Nase ein und aus. Stellen Sie sich vor, dass Sie Ihre innere Energie auf eine Reise, einen inneren Kreislauf, schicken. Sie können sich auch ein weißes Licht oder eine weiße Kugel vorstellen, die Sie Ihre Körpermitte entlangwandern lassen. Beginnen Sie 2–3 cm unter dem Bauchnabel. Atmen Sie ein, und führen Sie das Qi über Damm, Steißbein, Wirbelsäule nach oben, dann über den Nacken bis zum Scheitel. Atmen Sie aus, und lenken Sie die Energie weiter über die Stirn, das Dritte Auge zum oberen Gaumen und die Zungenspitze hinunter zum Hals. Weiter geht es über Brustbein und Bauchnabel zurück zum Ausgangspunkt, dem Energiezentrum unter Ihrem Nabel. Praktizieren Sie den Kreislauf nur so schnell, dass Sie nicht außer Atem kommen. Zu Beginn ist es möglich, dass Sie eine Zwischenatmung machen müssen. Üben Sie so lange, wie Sie Ihre Achtsamkeit und Ihre Konzentration auf dem Lenken der Energie halten können, mindestens aber 9 Kreisläufe.

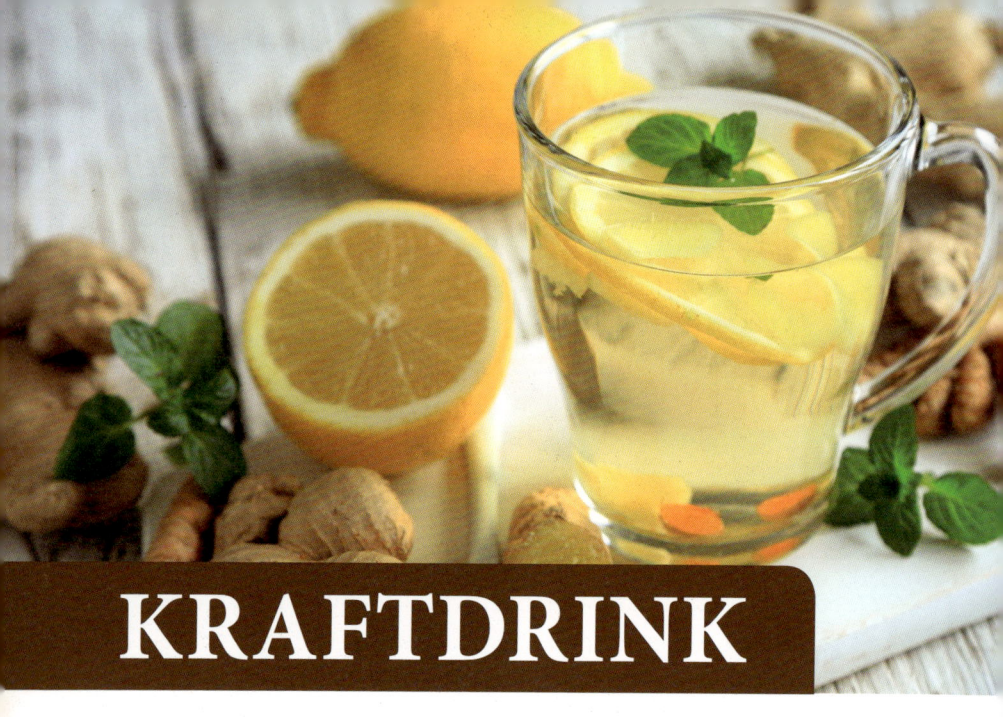

KRAFTDRINK

Auch dieser Kraftdrink stammt aus dem Ayurveda. Dieses Wissen um ein gesundes und langes Leben kommt aus Indien und betrachtet den Menschen als Einheit von Körper, Geist und Seele. Der Kraftdrink fördert und aktiviert die Energie in Körper und Geist. Alle Zutaten sind leicht erhältlich. Der Drink ist im Handumdrehen fertig und schmeckt einfach köstlich.

EFFEKT

Zitronen enthalten viel Vitamin C. Die Säure belebt, regt an und unterstützt die Abwehrkräfte sowie die Verdauung. Orangen haben stärkende und verdauungsfördernde Eigenschaften. Ingwer stärkt das Verdauungsfeuer, pflegt die Darmflora, senkt den

Cholesterinspiegel und den Blutdruck. Er wirkt wärmend und anregend, leitet Giftstoffe aus und wirkt unterstützend und stärkend bei Erkältungskrankheiten. Kardamom wirkt verdauungsfördernd, neutralisiert Schleim und wirkt sich stärkend auf die Lebenskraft aus. Schwarzer Pfeffer ist entzündungshemmend und hat einen wohltuenden und unterstützenden Effekt auf den gesamten Verdauungsapparat. Der braune Vollrohrzucker ist wärmend und ausgleichend und hat eine leicht basische Wirkung auf den Körper.

 ## ZUBEREITUNG

Mischen Sie Wasser mit Zitronen- und Orangensaft, und geben Sie den Ingwer dazu. Entnehmen Sie die Kardamomsamen, und zerstoßen Sie sie mit den schwarzen Pfefferkörnern in einem Mörser zu feinem Pulver. Geben Sie die Gewürze und den Vollrohrzucker in den Saft. Rühren Sie alles noch einmal gut um, und trinken Sie den Kraftdrink, der am besten Zimmertemperatur haben sollte.

★**TIPP:** Anstelle des Orangensafts können Sie auch Apfelsaft verwenden. Probieren Sie auch den »Energiedrink« (S. 48) und den »Fitnessdrink« (S. 34).

ZUTATEN
- 1,5 l Wasser (oder Mineralwasser ohne Kohlensäure)
- 60 ml frischer Zitronensaft (etwa 1 Zitrone)
- 150 ml frischer Orangensaft (etwa 2 Orangen)
- 2 TL frisch geriebener Ingwer
- 4 Kardamomkapseln
- ¼–½ TL schwarzer Pfeffer
- 4 EL Vollrohrzucker

LEUCHTENDE AUGEN

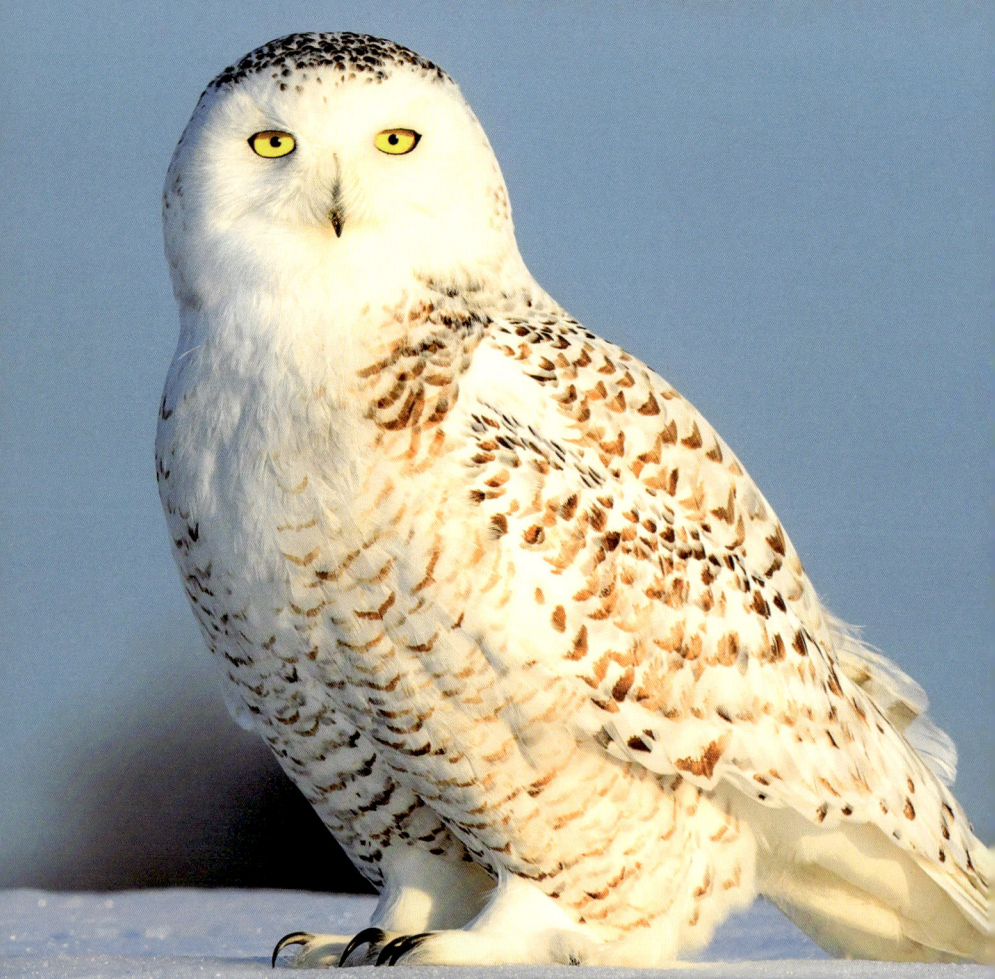

HINTERGRUND

Diese Technik stammt aus dem Sukshma-Yoga, dem Yoga der Energie. Unsere Augen erbringen zu jeder Zeit Höchstleistungen. Umso mehr freuen sie sich, wenn wir ihnen eine kurze Auszeit gönnen.

EFFEKT

Die einfache Übung entspannt die Augenmuskulatur, stärkt den Sehsinn, löst Stress, mildert Fältchen und Zornesfalten. Sie schenkt innere Ruhe, fördert die Durchblutung, regeneriert und energetisiert das ganze Gesicht.

ABLAUF

Fassen Sie Ihre Augenbrauen von oben und von unten jeweils mit dem Daumen und dem Zeigefinger. Stellen Sie sich vor, Sie würden ein Fernglas einstellen. Massieren Sie mit sanften Drehbewegungen die Augenbrauen 1 Minute lang langsam von innen nach außen. Streichen Sie sie danach schön glatt.

→ Ergänzend empfehle ich Ihnen die »Augenübungen« (S. 44).

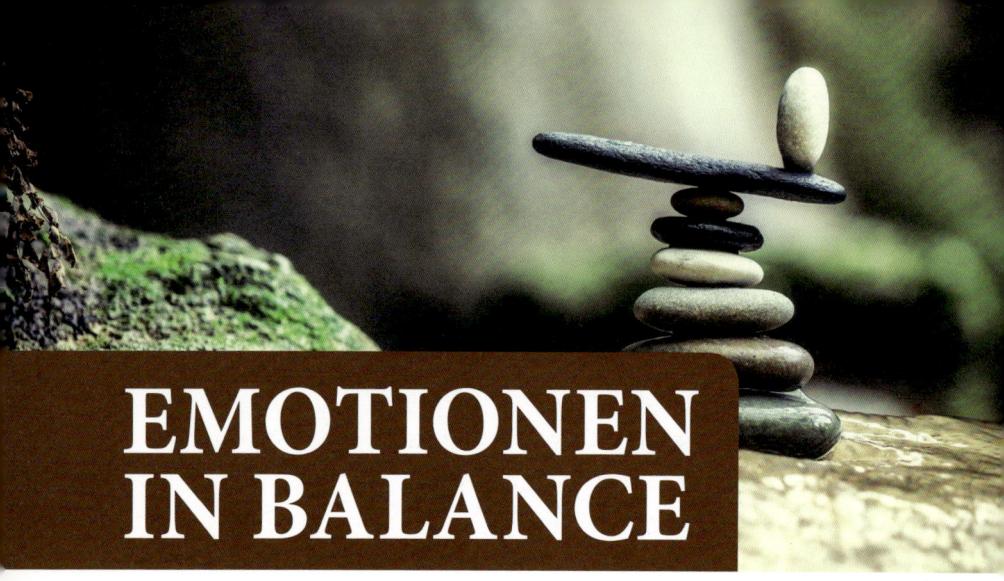

EMOTIONEN IN BALANCE

HINTERGRUND

Diese Übung stammt aus der buddhistischen Tradition. Sie kann als Meditation oder Achtsamkeitsübung verstanden und praktiziert werden. Solche Techniken werden auch als Übungen zur Entfaltung des Herzens bezeichnet, denn sie trainieren und schulen gleichermaßen Herz und Geist. Bei dieser Methode geht es vor allem darum, Missstimmungen, die durch andere und mit anderen Menschen auftreten, aufzulösen.

EFFEKT

Diese raffinierte Übung fördert die Erkenntnis, die Einsicht und die Weisheit und kultiviert die vier großen unermesslichen Tugenden: Liebe, Mitgefühl, Mitfreude und Gelassenheit (Gleichmut). Sie bringt Ruhe und Gleichgewicht in Ihren Geist und schafft eine natürliche und gesunde Harmonie in Ihren Gefühlen, Empfindungen und Emotionen.

ABLAUF

Am besten üben Sie im Sitzen. Geübte nehmen ihre bevorzugte Meditationshaltung ein. Achten Sie auf eine ruhige und angenehme Atmosphäre. Wenn Sie das mögen, zünden Sie eine Kerze an, und lassen Sie etwas Räucherwerk abbrennen. Schalten Sie mögliche Störquellen, z. B. Ihr Telefon, aus, und verzichten Sie auch auf Musik im Hintergrund. Erlauben Sie sich, sich ganz auf diese geistige Übung einzulassen.

Stellen Sie sich eine Person vor, die Sie verärgert, enttäuscht, verletzt oder gekränkt hat, und sagen Sie folgende Sätze:

> *»Mit der Einatmung nehme ich dir alles ab,*
> *was mich an dir nervt.«*
> *»Mit der Ausatmung schenke ich dir alles,*
> *was ich an dir sehen möchte.«*

Formulieren Sie nun ganz konkret, was Sie stört und was Sie sich wünschen, z. B.:

beim Einatmen: *»Ich nehme dir Arroganz ab.«*
beim Ausatmen: *»Ich schenke dir Demut und Bescheidenheit.«*

Bleiben Sie bei einer Person, wiederholen Sie die Sätze, und üben Sie 5–10 Minuten lang oder so lange, wie Sie Ihre Aufmerksamkeit halten können.

→ Als Ergänzung eignet sich wunderbar die Übung
»Kraft des Lächelns« (S. 60).

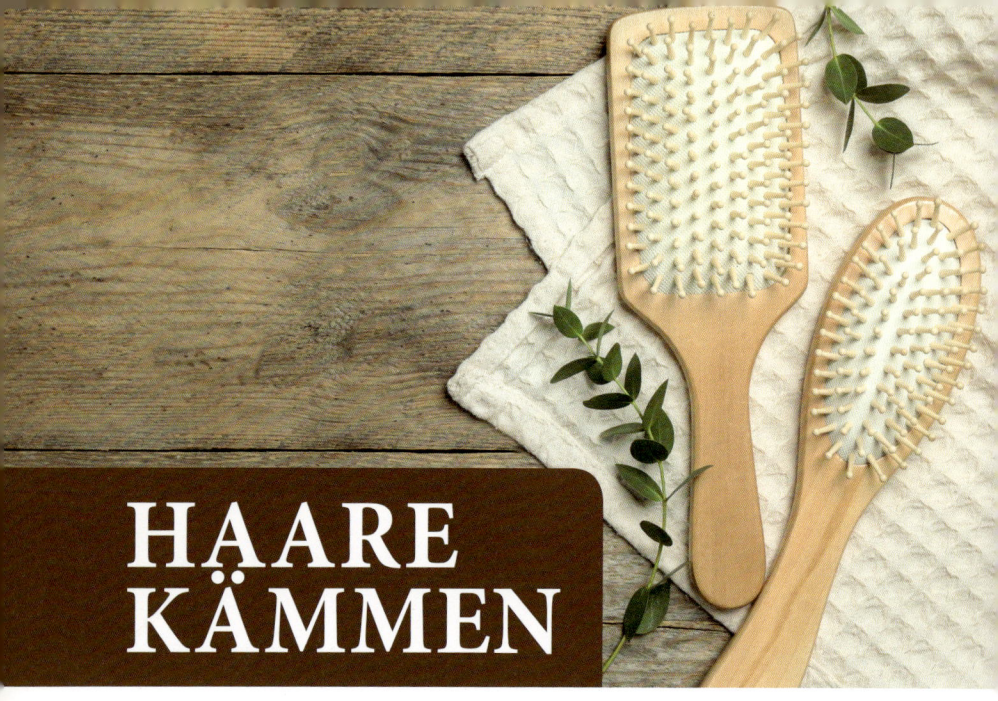

HAARE KÄMMEN

HINTERGRUND

Das Qi Gong ist bekannt dafür, dass es viele einzelne kurze und doch sehr effektive Übungen bereithält. Das Haarekämmen ist eine solche klassische Übung. Das Kämmen spricht viele Akupunkturpunkte am Kopf an, und auf einfache Art und Weise werden Blockaden im Kopf aufgelöst und das Qi wieder zum Fließen gebracht. In der Traditionellen Chinesischen Medizin ist der Sitz des Geistes (chinesisch »Shen«) im Herzen, d. h., Herz und Geist stehen in einer Wechselbeziehung zueinander. Mit dieser Übung nehmen wir also direkt Einfluss auf Herz und Geist. Zudem enden oder beginnen alle Yang-Meridiane am Kopf, und somit werden sämtliche Organe des Körpers positiv beeinflusst.

EFFEKT

Das Haarekämmen aktiviert die Blutzirkulation und den Energiefluss im Kopf und fördert die Konzentration. Geistige Klarheit und Präsenz entstehen. Wenn diese Technik regelmäßig, z. B. täglich, durchgeführt wird, lassen sich Haarausfall und Kopfschmerzen lindern.

ABLAUF

Sie können diese Übung im Stehen oder im Sitzen durchführen. Kämmen Sie mit den Fingernägeln Ihre gesamte Kopfhaut, d. h., streichen Sie mit beiden Händen gleichzeitig vom Haaransatz an der Stirn über den ganzen Kopf bis zum Nacken. Am besten geht das, wenn Sie von der Mitte her gleichmäßige Bahnen von vorn nach hinten ziehen und mit jeder Bahn ein Stück nach außen wandern, bis Sie beim Ohr angelangt sind. Achten Sie darauf, dass Sie alle Finger in die Übung einbeziehen. Wiederholen Sie das Kämmen 9-mal. Streichen Sie beim letzten Mal mit den flachen Händen sanft über Ihren Kopf. Schütteln Sie nun Ihre Hände kräftig aus, und wiederholen Sie diesen Ablauf 3-mal.

→ Als Ergänzung empfehle ich Ihnen die Übungen »Gesicht waschen« (S. 38) und »Ohrmassage« (S. 68).

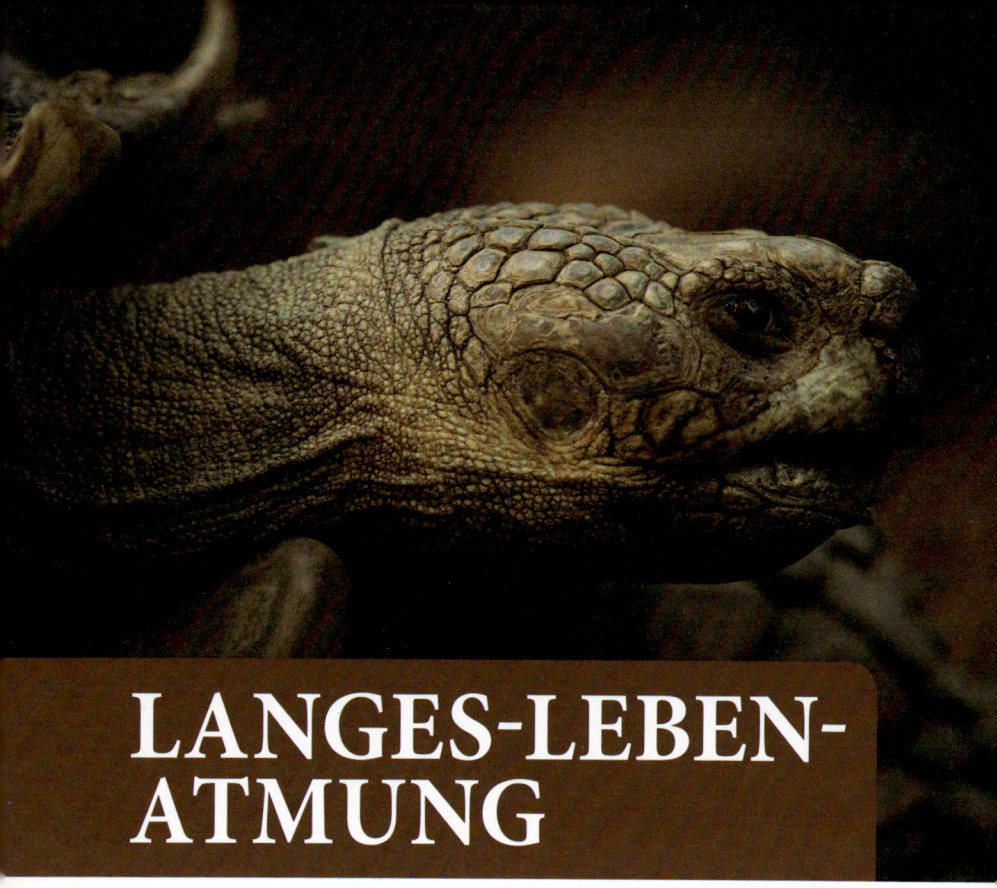

LANGES-LEBEN-ATMUNG

Wir können rund drei Wochen ohne feste Nahrung, etwa drei Tage ohne Flüssigkeit, aber nur circa drei Minuten ohne Sauerstoff überleben. Es liegt also auf der Hand, wie wichtig Atemübungen für den Erhalt der körperlichen und geistigen Gesundheit sind.

EFFEKT

Die Langes-Leben-Atmung versorgt den ganzen Organismus mit Sauerstoff. Durch die auf die drei Bereiche des Körpers gelenkte Achtsamkeit entsteht eine Bewusstheit für die eigene Art und Weise der Atmung. Diese Atemtechnik macht also den individuellen Atem spür- und erfahrbar, schult die Wahrnehmungsfähigkeit und wirkt sich direkt auf das Nervensystem aus. Die Gedanken kommen zur Ruhe, der Geist kann sich ausdehnen, und die Kreativität wird gefördert.

ABLAUF

Setzen Sie sich aufrecht auf einen Stuhl oder auf ein Kissen am Boden. Schließen Sie die Augen. Die Ein- und Ausatmung erfolgt ausschließlich durch die Nase. Atmen Sie ein Drittel Ihrer Atemkapazität in den Bauch. Atmen Sie das nächste Drittel in die seitlichen Rippen und den unteren Rücken, also in die Nierengegend. Atmen Sie das letzte Drittel in den Brustbereich und den oberen Rücken, ohne dabei die Schultern anzuheben. Anschließend atmen Sie entspannt von oben nach unten aus, ohne dass Sie mit dem Oberkörper nach vorn kippen oder im Brust- und Schulterbereich einsinken. Üben Sie diese Art des Atmens 5–10 Minuten lang. Achten Sie darauf, dass Sie nicht außer Atem geraten und körperlich und geistig ruhig und entspannt bleiben. Spüren Sie noch ein paar Minuten nach.

→ Als Ergänzung eignen sich wunderbar die Übungen »Wechselatmung« (S. 30) und »Hummelatmung« (S. 86).

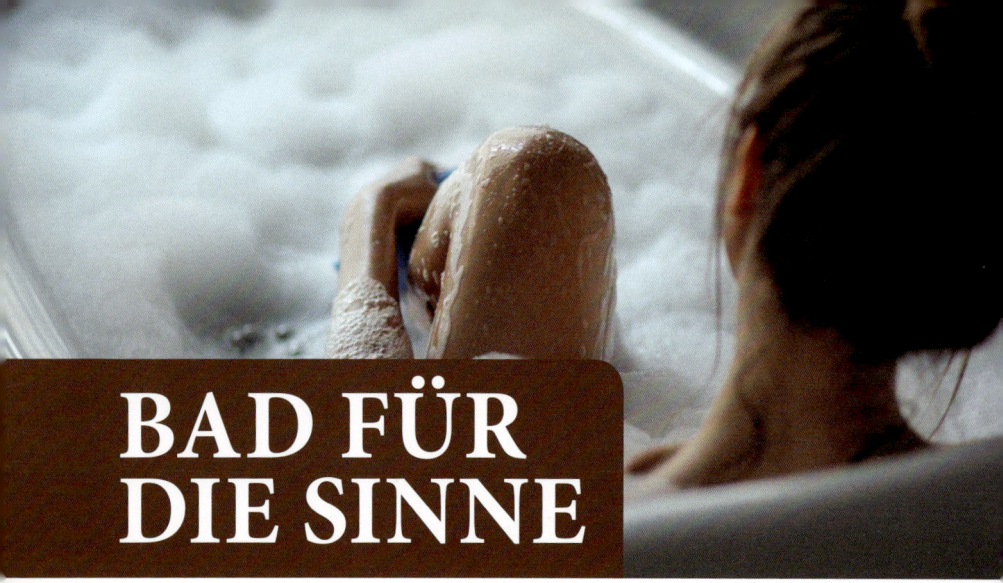

BAD FÜR DIE SINNE

HINTERGRUND

Ätherische Öle sind hochwirksame Pflanzenessenzen. Richtig und gezielt eingesetzt, wirken sie wohltuend auf unsere Stimmung und unseren Körper. Ätherische Öle eignen sich nicht nur wunderbar zum Beduften von Räumen oder als Zusatzstoff für Massageöle, sondern auch als Zugabe für ein Vollbad. Kaufen und verwenden Sie nur 100 %-ig naturreine und biologisch angebaute Produkte.

EFFEKT

Ein Erfrischungsbad mit Zitronenessenz belebt, stimuliert, macht fit und bringt den Kreislauf in Schwung.

Ein Aktivierungsbad mit Rosmarinessenz belebt, vertreibt die Müdigkeit und schenkt Energie.

Ein Erkältungsbad mit Fichtennadelessenz hilft bei den ersten Anzeichen von Erkältungen. Es wirkt wohltuend bei Muskel- und Gliederschmerzen und hat einen positiven Effekt bei leichten Kopfschmerzen.

Ein Entspannungsbad mit Lavendelessenz beruhigt und harmonisiert, macht fröhlich und gleicht aus.

Ein Pflegebad mit Rosenessenz pflegt die Haut und wirkt sich ausgleichend auf die Psyche aus. Es unterstützt dabei, die innere Balance wiederherzustellen.

Ein Entlastungsbad mit Kastanienessenz bringt Wohlgefühl und Leichtigkeit in den Körper zurück. Es regeneriert und baut auf.

ABLAUF

Vermischen Sie 5–10 Tropfen ätherisches Öl mit 4 EL Pflanzendrink (z. B. Kokosmilch) oder einem hochwertigen Badeöl. Das ist sehr wichtig, denn ätherische Öle lösen sich ohne fetthaltige Trägersubstanz im Wasser nicht auf! Seien Sie im Umgang mit ätherischen Ölen generell sparsam. Eine zu hohe Dosis kann Haut oder Atemwege reizen. Die Wassertemperatur sollte 38 °C nicht übersteigen. Geben Sie die Bademischung nicht zu früh in die Wanne, und genießen Sie Ihr Vollbad 10–20 Minuten lang. Gönnen Sie sich anschließend etwas Ruhe, und trinken Sie einen leckeren Tee.

WARMES YOGAMÜSLI

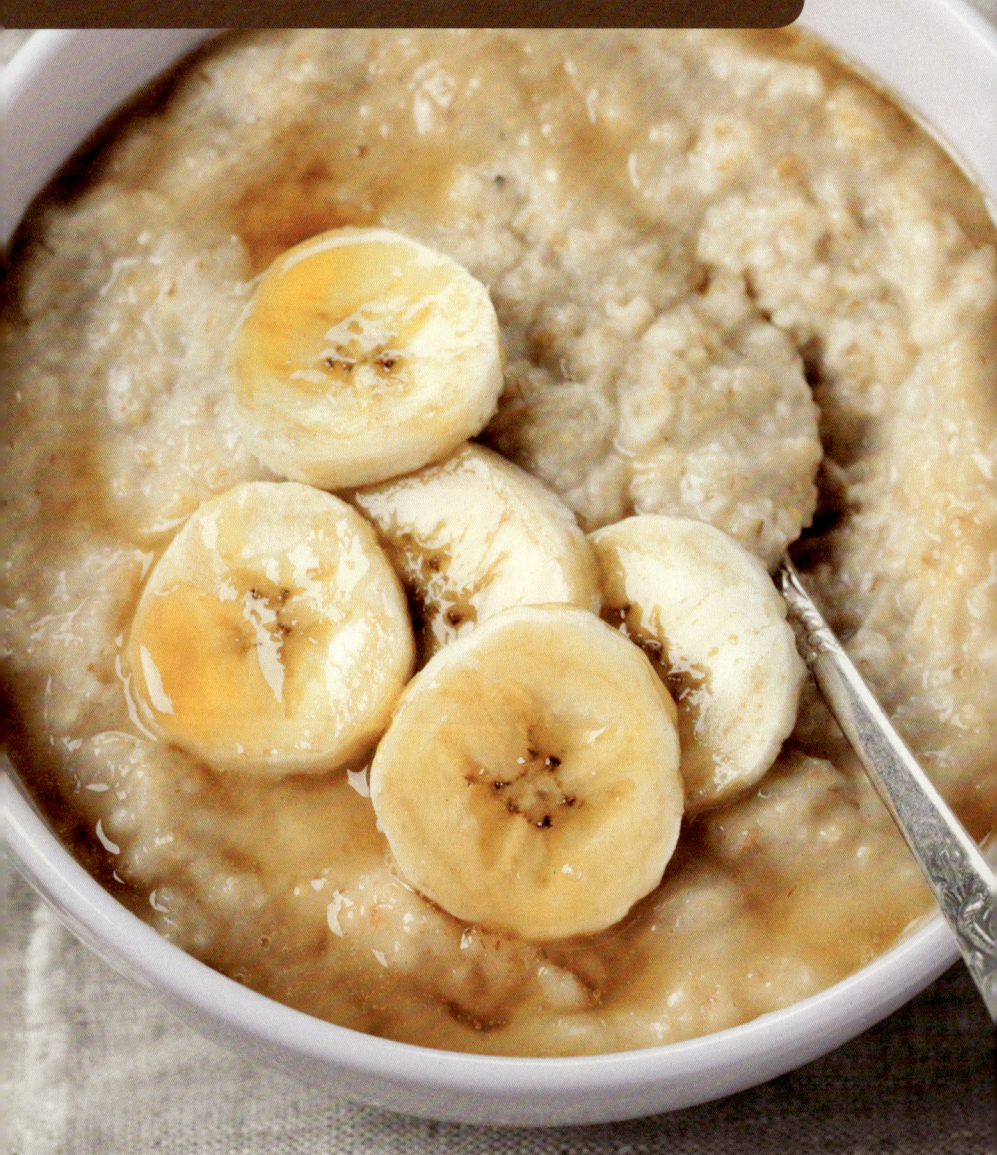

HINTERGRUND

Das Frühstück ist die wichtigste Mahlzeit des Tages. Ein bekanntes Sprichwort lautet: »Iss morgens wie ein Kaiser, mittags wie ein Edelmann und abends wie ein Bettler.« Auch die Wissenschaft rät uns, dass das Frühstück mindestens ein Drittel der täglichen Kalorienzufuhr ausmachen sollte.

EFFEKT

Dieses warme Frühstück nährt Körper und Geist. Es sättigt länger, wirkt wärmend, stärkt die Verdauung und erhöht die Leistungsfähigkeit und die Konzentration. Zudem baut es wertvolle Energiereserven auf und fördert einen klaren, wachen und ausgeglichenen Geist. Buchweizen schützt die Gefäße, ist basisch und glutenfrei und eine gesunde Getreidealternative.

 ## ZUBEREITUNG

Schneiden Sie die Banane klein. Kochen Sie die Buchweizenflocken mit dem Mandeldrink und dem Salz in einer Pfanne weich. Rühren Sie den Ahornsirup, den Zitronensaft und das Currypulver ein, dann heben Sie die Banane und die Himbeeren unter. Füllen Sie alles in Schüsseln, und bestreuen Sie das Yogamüsli mit Sesam und Kokosraspeln.

ZUTATEN
(FÜR 2 PORTIONEN)

- 1 Banane
- 6 EL Buchweizenflocken
- 200 ml Mandeldrink
- 1 Prise Salz
- 2 TL Ahornsirup
- 1 EL Zitronensaft
- 1 Prise Currypulver
- 2 EL Himbeeren
- 1 EL gerösteter Sesam
- 1 EL Kokosraspel

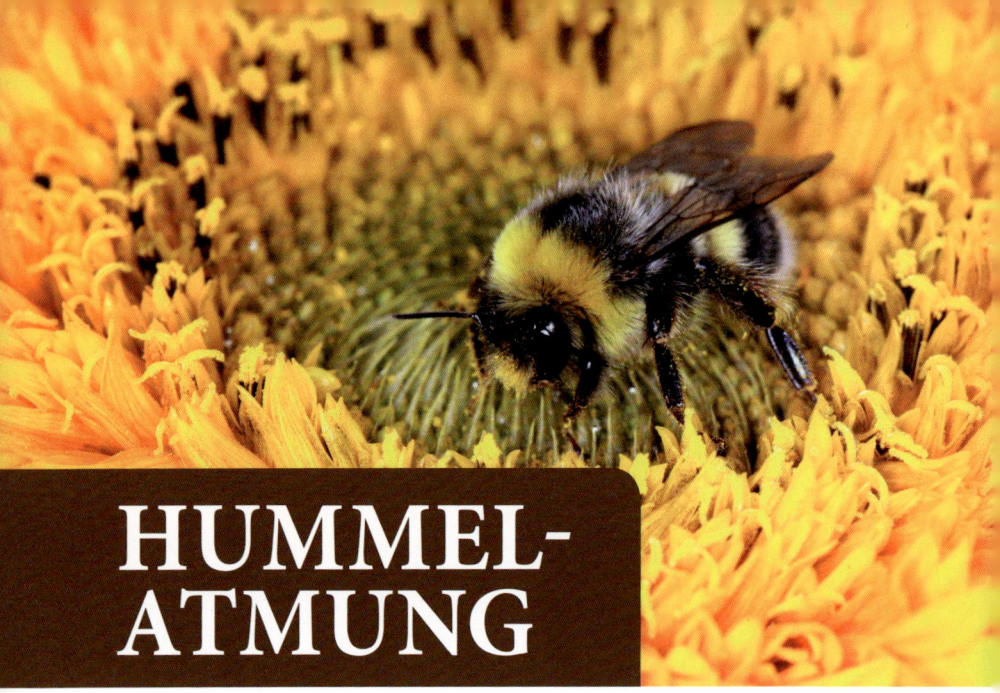

HUMMEL-ATMUNG

HINTERGRUND

Unsere Atmung wird von verschiedenen äußeren und inneren Faktoren beeinflusst. Grundsätzlich können wir anhand unseres Atems erkennen, wie es um unsere physische und psychische Gesundheit steht. Negative Gedanken machen unsere Atmung klein und eng, und positive Gedanken machen sie weit, offen und groß. Umgekehrt beeinflusst natürlich eine ruhige, tiefe und fließende Atmung genauso unseren Geist wie eine stockende, oberflächliche und unregelmäßige Atmung. Die Hummelatmung oder das Summen wie eine Biene ist eine einfache und sehr wirkungsvolle Atemtechnik.

EFFEKT

Diese Atemtechnik beruhigt die Nerven und die Gedanken. Sie beseitigt mentale Spannungen, fördert die Konzentration und bringt ein natürliches Gleichgewicht in Körper und Geist zurück. Diese Übung stärkt und verbessert die Stimme und erhöht die Atemkapazität. Sie ist eine gute Vorbereitung für die Meditation und hilft bei Angstzuständen, denn sie erfüllt das Herz und den Geist mit Freude.

ABLAUF

Diese Übung wird im Sitzen oder im Stehen ausgeführt. Achten Sie auf eine aufrechte Wirbelsäule. Verschließen Sie die Ohren, indem Sie die Arme anheben und die Ohrmuscheln mit den Daumen oder Zeigefingern zuhalten. Die Ellenbogen zeigen während der ganzen Übung zur Seite. Achten Sie darauf, dass Sie die Schultern entspannt halten. Schließen Sie die Augen, und atmen Sie durch die Nase ein. Atmen Sie durch die Nase aus, und summen Sie dabei gleichmäßig und anhaltend wie eine Hummel oder eine Biene. Üben Sie dies 5–10 Atemzüge lang. Lösen Sie dann die Finger von den Ohren, entspannen Sie die Arme, und spüren Sie noch ein paar Atemzüge nach.

→ Als Ergänzung empfehle ich Ihnen die Übungen »Wechselatmung« (S. 30) und »Langes-Leben-Atmung« (S. 80).

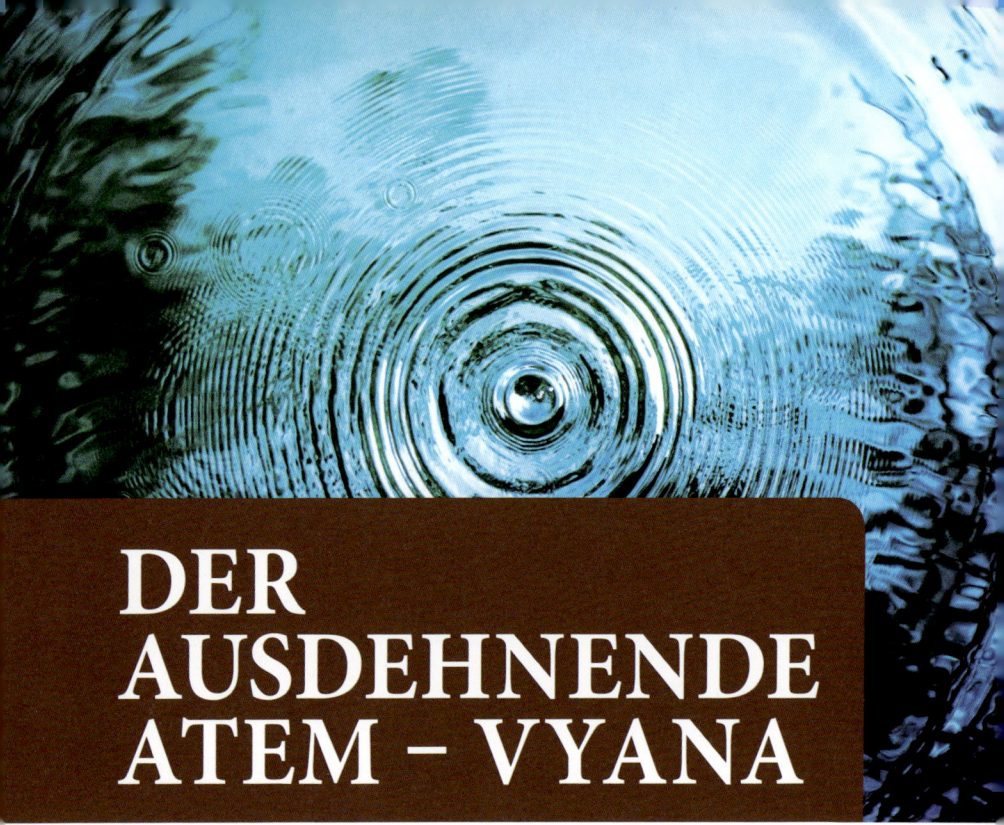

DER AUSDEHNENDE ATEM – VYANA

In der feinstofflichen Lehre des Yoga und Ayurveda geht man davon aus, dass sich Prana, die Lebenskraft, im menschlichen Organismus in fünf funktionalen Aspekten oder Winden (Vayu) ausdrückt. Vyana hat ihren Hauptsitz im Brustbereich (Herz), verteilt sich aber im gesamten Körper. Die Energie ist ausdehnend, expansiv, zirkulierend, kommunikativ, verbindend und koordiniert und reguliert die Stoffverteilung über den Blutkreislauf. Sie ist für alle Bewegungen, Reflexe und den Herz-Atem-Rhythmus verantwortlich.

EFFEKT

Diese Atemübung hilft bei Erkrankungen des Herz-Kreislauf-Systems und des Stütz- und Halteapparates. Sie lindert Lungenprobleme, Herzerkrankungen, Arthritis, Asthma und Stress und unterstützt die physische Bewegungsfähigkeit.

ABLAUF

Nehmen Sie eine stabile und aufrechte Sitzhaltung ein. Verbinden Sie sich mit Ihrer natürlichen Atmung. Atmen Sie dann tief ein, und lenken Sie die Energie der Einatmung zum Herzen. Halten Sie die Energie in der Atemfülle, wenn Sie Ihren Atem für einen Moment anhalten, in Form eines Lichtballs im Herzen, und lassen Sie sie anschließend durch den ganzen Körper fließen und über die Hände und Füße hinaus in die ganze Welt. Atmen Sie aus, und lassen Sie die Energie der Ausatmung zurück zur Quelle, zum Herzen, strömen. Sie erleben Tatkraft und eine erhöhte Koordinationsfähigkeit. Wiederholen Sie die Atemübung 3–5 Minuten lang. Spüren Sie noch etwas nach.

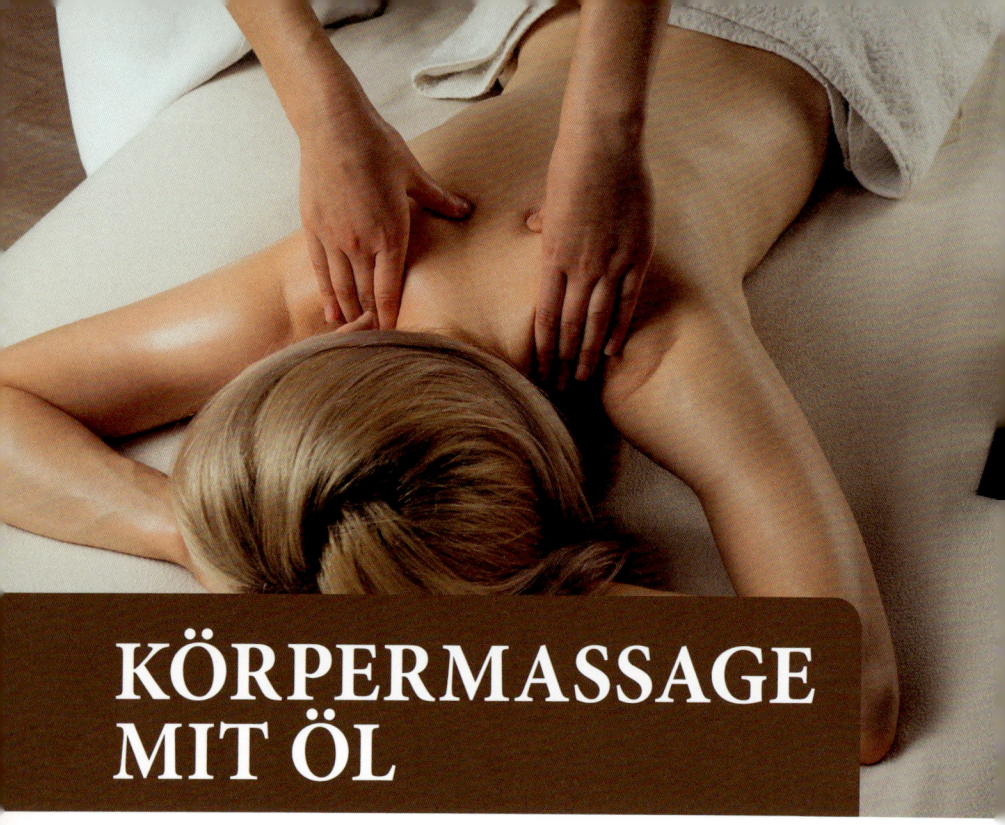

KÖRPERMASSAGE MIT ÖL

HINTERGRUND

Diese Technik der Ölmassage stammt aus der ayurvedischen Medizin. Sie gilt als einer der wichtigsten und grundlegendsten Therapieansätze bei ganz verschiedenen Beschwerden und wird als Herzstück der Massagen im Ayurveda angesehen. Aus diesem Grund findet diese Körpermassage in den Kurzentren in Indien und auf Sri Lanka regelmäßige Anwendung.

EFFEKT

Der Effekt dieser Massage ist so verblüffend, dass Sie sie bald nicht mehr missen möchten. Die Körpermassage wirkt ganzheitlich, entgiftend, harmonisierend und beruhigt das Nervensystem. Sie hilft zudem bei Schlafstörungen, klärt den Geist und nährt die Haut.

ABLAUF

Sie können die Ölmassage im Sitzen oder Stehen durchführen. Verwenden Sie gereiftes Sesamöl oder auch Olivenöl. Wenn Sie unter Allergien leiden oder Probleme mit der Haut haben, greifen Sie zu einem Massageöl, das auf Ihren Hauttyp abgestimmt ist. Kaufen Sie nur Pflanzenöle, die biologisch angebaut wurden. Massieren Sie immer ruhig, achtsam, langsam und mit sanftem Druck der ganzen Hand, nicht nur mit den Fingerspitzen. Am besten verteilen Sie das zuvor leicht erwärmte Öl zu Beginn der Massage gleichmäßig auf dem ganzen Körper, dem kompletten Kopf und dem Gesicht. Alle Gelenke werden mit kreisenden Bewegungen, alle Muskeln mit streichenden Auf- und Abwärtsbewegungen massiert. Die Massage dauert 10–15 Minuten, und Sie benötigen ungefähr 50–100 ml Öl. Wichtig ist, dass Sie das Öl anschließend 15–25 Minuten lang einziehen lassen, bevor Sie unter die Dusche steigen. Nur so hat Ihr Körper genügend Zeit, das Öl zu absorbieren, und die volle Wirkung der Ölmassage kann sich entfalten. Die Verwendung von Seife ist beim Abwaschen des Öls nicht nötig, heißes Wasser genügt.

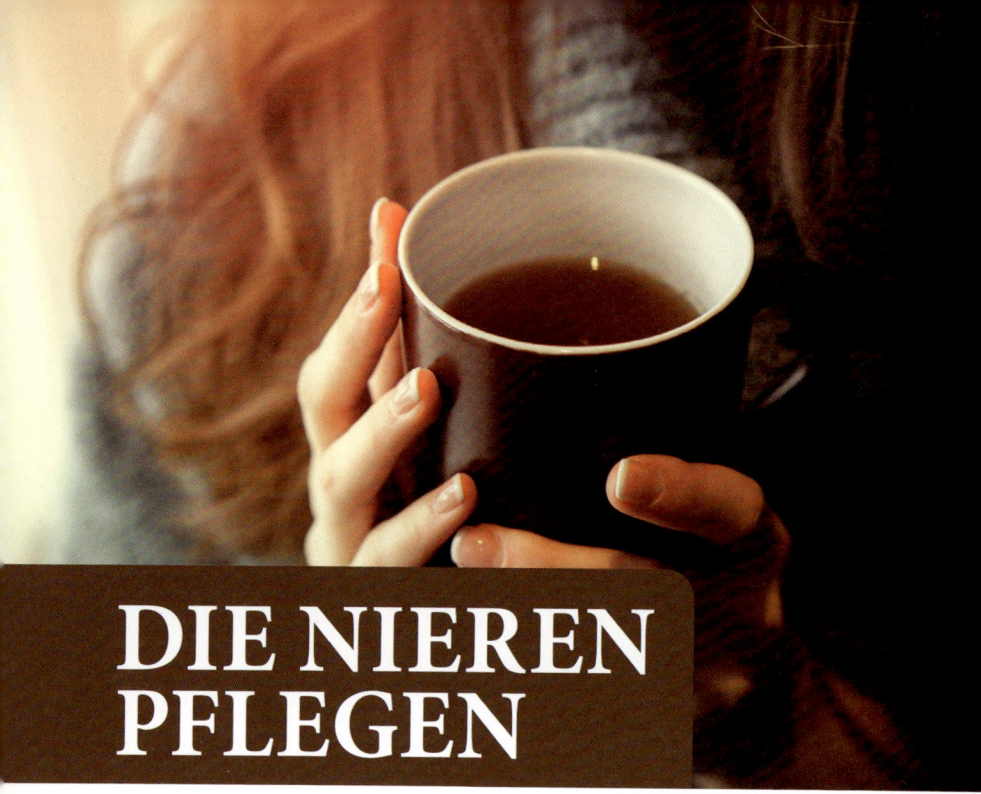

DIE NIEREN PFLEGEN

Die Nieren spielen in der Traditionellen Chinesischen Medizin eine wichtige Rolle. Sie sind der Sitz des Jing, unserer Lebensessenz. Sie werden auch als Wurzel der Lebensenergie bezeichnet und stehen in enger Verbindung mit der Fortpflanzung. Zudem sind sie für den Willen, die Vitalität, das Gehirn, das Gedächtnis und die Ohren verantwortlich, schenken den Knochen und Zähnen Halt und verleihen den Haaren Fülle. Der Pflege der Nieren wird dementsprechend eine große Bedeutung beigemessen.

WIRKUNG

Die nachfolgenden Ratschläge schützen, stärken und pflegen die kostbare Nierenenergie. Die Tipps lassen sich leicht im Alltag umsetzen und schaffen inneren Frieden, Wohlbefinden und Harmonie.

★TIPPS:

- Achten Sie auf einen regelmäßigen Schlaf-wach-Rhythmus.
- Schlafen Sie genügend.
- Bauen Sie tagsüber immer wieder kleine Pausen ein.
- Gehen Sie spazieren.
- Schützen Sie sich vor Kälte.
- Essen Sie warme Speisen, und trinken Sie warme Getränke.
- Reduzieren Sie Ihren Salzkonsum.
- Schränken Sie Alkohol und Kaffee stark ein.
- Trinken Sie Kräutertees, z. B. aus Brennnesseln, Goldrute und Birkenblättern.
- Vermeiden Sie den übermäßigen Verlust von Sexualenergie.
- Reiben Sie die Hände warm, und massieren Sie den unteren Rücken.
- Gönnen Sie sich zwischendurch ein heißes Fußbad.
- Klopfen Sie den Punkt in der Mitte der Fußsohle direkt unter dem Fußballen.
- Reduzieren Sie am Abend die visuellen Eindrücke über Fernseher, Computer, Smartphone und Co.
- Schenken Sie Ihren Nieren jeden Tag ein Lächeln.

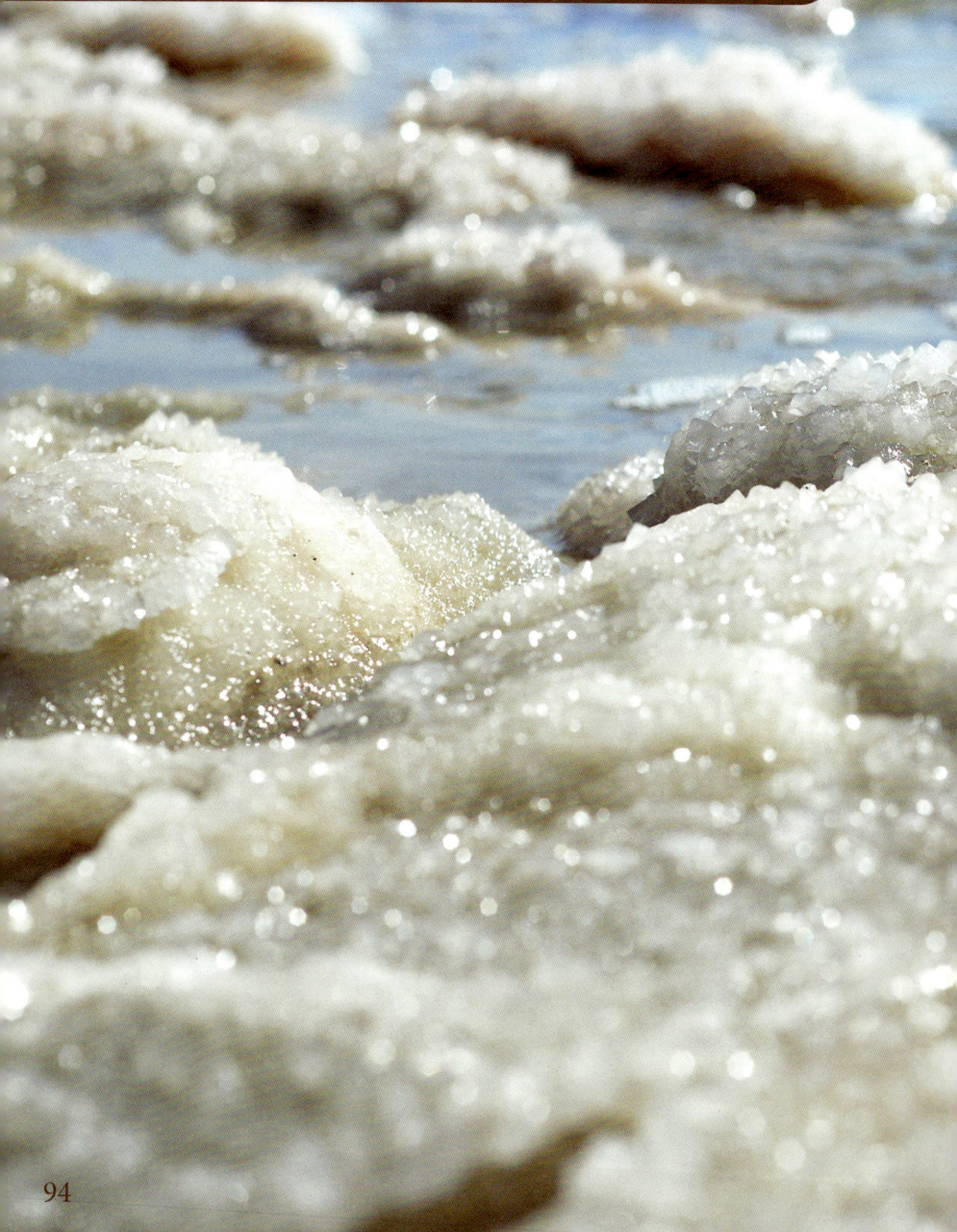

MEERSALZBAD

HINTERGRUND

Baden ist ein altes Ritual, das eine entspannende, beruhigende und gesundheitsfördernde Wirkung auf Körper und Geist hat. Salz aus dem Toten Meer ist verglichen mit anderen Meersalzen reich an Magnesium und Kalium, aber arm an Natriumchlorid (Kochsalz). Aus diesem Grund ist gerade Salz aus dem Toten Meer in der therapeutischen Anwendung so effektiv.

EFFEKT

Ein Bad mit Meersalz beruhigt den Geist, lindert rheumatische Beschwerden, Muskelkrämpfe und Muskelverspannungen. Es hilft bei Ischiasbeschwerden, Gelenkschmerzen, Hexenschuss und Hautproblemen, fördert die Blutzirkulation und entspannt den ganzen Körper.

ABLAUF

Nehmen Sie für ein Vollbad 250 g medizinisches Badesalz. Das Salz erhalten Sie in Drogerien, Reformhäusern und Apotheken. Lösen Sie es in möglichst heißem Wasser auf. Füllen Sie dann kaltes Wasser nach, bis das Badewasser die ideale Temperatur von etwa 38 °C erreicht hat. Genießen Sie nun Ihr Bad 15–20 Minuten lang. Spülen Sie nach dem Baden Ihren Körper mit warmem, klarem Wasser ab. Verwenden Sie keine Seife. Gönnen Sie sich nach dem Bad etwas Ruhe. Bereits ein Vollbad pro Woche genügt, um von der wohltuenden Wirkung auf Körper und Geist zu profitieren.

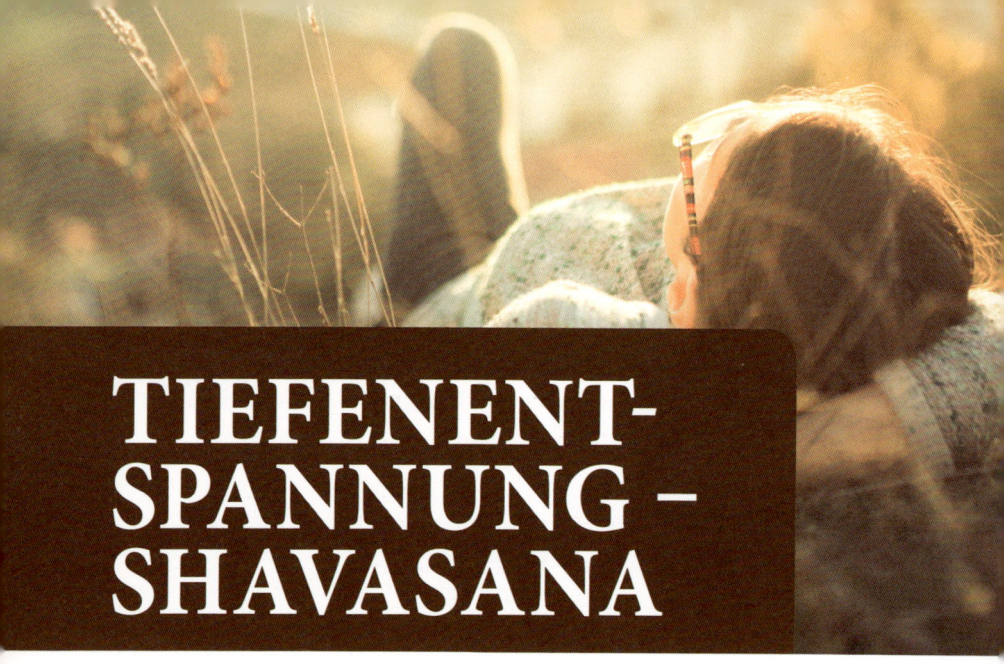

TIEFENENT- SPANNUNG – SHAVASANA

HINTERGRUND

»Shavasana« ist ein Begriff aus dem Sanskrit und bezeichnet eine der wichtigsten Übungen (Asanas) aus dem Yoga. Shavasana ist eine Methode zur Tiefenentspannung in Rückenlage. Sie gilt als das Symbol für ganzheitliches Loslassen und wirkt wie ein Jungbrunnen auf Körper und Geist.

EFFEKT

Diese einfache Übung sorgt für eine tiefe physische und psychische Entspannung, ein wachsames Loslassen, das über die Ausrichtung des Körpers und des Geistes eine stille Bewusstheit bewirkt. Die körperlichen und geistigen Aktivitäten kommen zur Ruhe, Erlebtes kann verarbeitet und integriert werden. Stresshormone werden abgebaut und Glückshormone ausgeschüttet.

ABLAUF

Legen Sie sich flach auf den Rücken auf eine ebene, nicht zu weiche Unterlage. Richten Sie Ihren Körper möglichst neutral und symmetrisch aus. Halten Sie die Wirbelsäule lang, und strecken Sie die Arme in einem Winkel von etwa 45° zur Seite aus. Die Handflächen zeigen nach oben. Die Beine liegen auf Hüftbreite auseinander, und die Füße zeigen in einer V-Position entspannt nach außen. Halten Sie Ihren Kopf gerade. Schließen Sie die Augen, und entspannen Sie ganz bewusst die Gesichtsmuskeln, den Kiefer, die Zunge und die Kehle. Bewegen Sie sich ab jetzt nicht mehr. Geben Sie geistige Entspannungsimpulse, d.h., sagen Sie in Gedanken: »Mein ganzer Körper ist ruhig und entspannt. Mein ganzer Körper ist angenehm schwer und warm. Ich entspanne meine rechte Handfläche. Ich entspanne meine linke Handfläche. Ich entspanne meine rechte Fußsohle. Ich entspanne meine linke Fußsohle. Ich entspanne meinen Solarplexus.« Lassen Sie Ihre Atmung während der ganzen Übung frei und natürlich fließen. Bleiben Sie dann 5–20 Minuten lang bewegungslos liegen. Versuchen Sie, wachsam, aber gedanklich still zu werden. Lassen Sie körperlich und geistig alles los, ohne dabei einzuschlafen. Genießen Sie diesen Moment des Loslassens, der Ruhe und der Achtsamkeit.

★TIPP: Bei Bedarf können Sie ein Stützkissen unter die Kniekehlen und ein kleines Kissen unter den Nacken legen. Auch ein Augenkissen ist sehr angenehm und fördert die Entspannung. Wenn Sie zum Frösteln neigen, legen Sie sich unter eine leichte Decke.

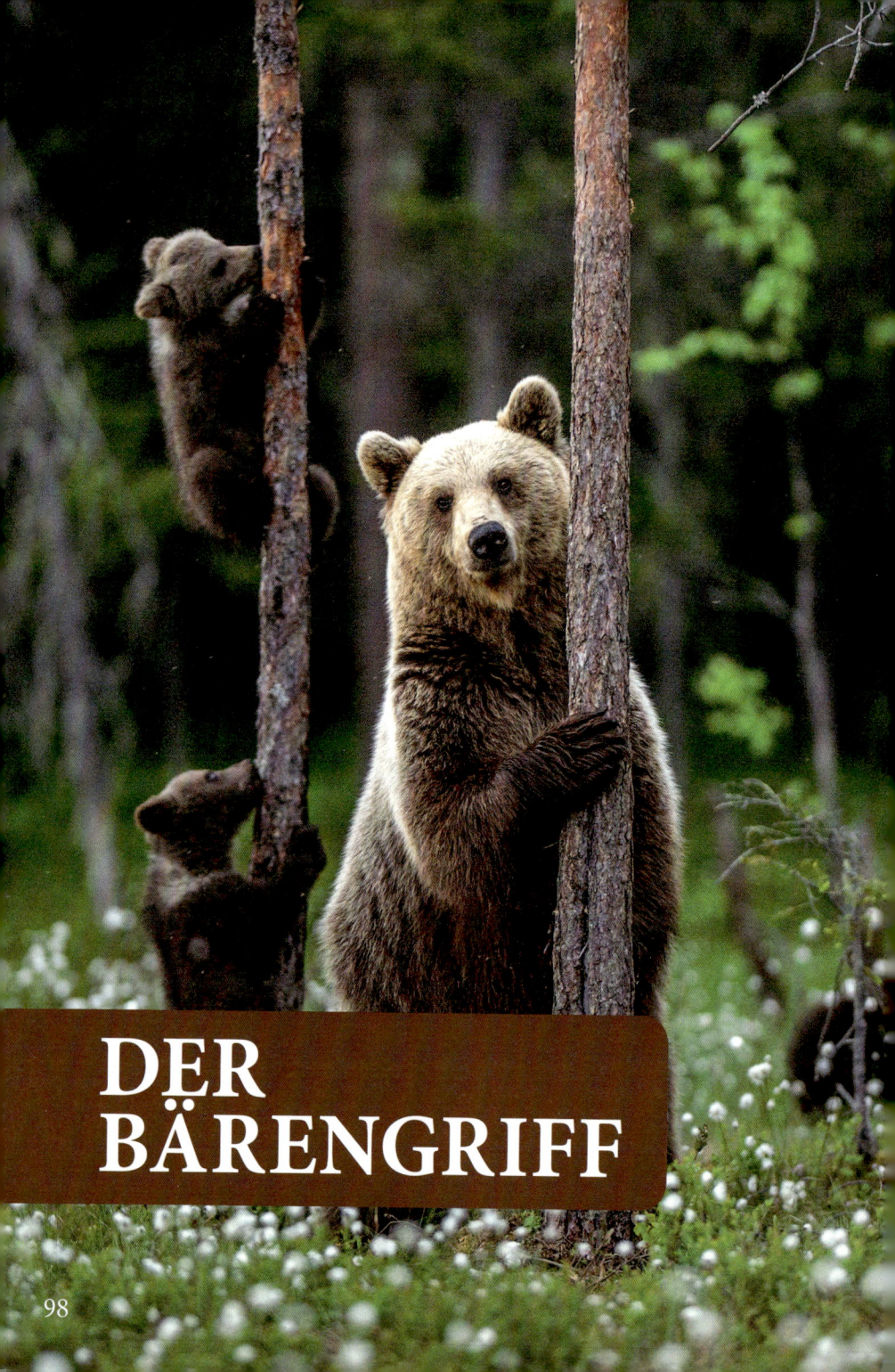

DER
BÄRENGRIFF

HINTERGRUND

Mudras sind Handgesten und Fingerstellungen. Man bezeichnet sie auch als Siegel. Sie lenken die Energie in eine bestimmte Richtung und haben die Kraft, ganz spezifische körperliche und geistige Wirkungen zu erzielen.

EFFEKT

Die Handhaltung Bärengriff wird zur Stimulierung des Herzens und zur Intensivierung der Konzentration eingesetzt. Diese Übung öffnet das Herzzentrum und regt die Thymusdrüse an. Sie schenkt Mut und stärkt das Immunsystem.

ABLAUF

Für den Bärengriff führen Sie beide Hände vor der Brust zusammen. Die linke Hand liegt dabei mit dem Daumen nach unten von der Brust. Die rechte Hand zeigt mit dem Daumen nach oben. Krümmen Sie die Finger beider Hände so umeinander, dass die Hände eine Faust bilden. Halten Sie den Bärengriff auf der Höhe der Brustmitte, die Unterarme sind parallel zum Boden ausgerichtet. Atmen Sie ein, und halten Sie den Atem an. Ohne die Faust zu lösen, ziehen Sie die Hände kräftig nach außen. Setzen Sie so viel Kraft wie möglich ein. Atmen Sie aus. Atmen Sie ein, und ziehen Sie die Hände wieder nach außen. Wiederholen Sie das Ziehen 3-, 6- oder 9-mal.

→ Als Ergänzung eignet sich wunderbar die Übung »Haare kämmen« (S. 78).

LEBERREINIGUNG

HINTERGRUND

In der Traditionellen Chinesischen Medizin werden die Leber und ihr Partnerorgan, die Gallenblase, in den Wandlungsphasen dem Element Holz und der Jahreszeit Frühling zugeordnet. Das Element Holz symbolisiert dementsprechend auch Frische, Tatendrang, Neubeginn, Toleranz, Aufbruch, Beweglichkeit, Kreativität, Wachstum, Kraft, Leben, Dynamik und Entscheidungsfähigkeit. Die Leber ist im gesamten Körper für einen geschmeidigen Fluss der Energie (Qi) verantwortlich. Sie wird aber auch als »General« bezeichnet, der für Angriffe, den Schutz und die Verteidigung des »Königreichs Körper« zuständig ist. Ihr werden die Emotionen Wut und Ärger zugeschrieben.

EFFEKT

Diese Frühjahrskur regeneriert die Leber, harmonisiert Körper und Geist und aktiviert neue Energie. Die Leberreinigung wirkt sich positiv auf den gesamten Bewegungsapparat und das Sehvermögen aus. Sie entlastet die Verdauung, reinigt, entgiftet und leitet aus. Aufgewühlte Emotionen kommen zur Ruhe, und Blockaden lösen sich auf. Das Hautbild wird verbessert und Kopfschmerzen, Verdauungs- und Schlafstörungen werden beseitigt. Zudem stärkt die Leberreinigung die Immunabwehr und die Entschlussfreude und aktiviert die Selbstheilungskräfte. Sie verspüren bei dieser Reinigungskur normale Entgiftungssymptome wie Frösteln oder eine stärkere Müdigkeit. Die Kur dauert sieben Tage, aber sie lohnt sich!

ZUBEREITUNG DER SPEZIELLEN LEBERLIMONADE
Vermischen Sie alle Zutaten miteinander.

ZUTATEN
- 0,25 l kohlensäurefreies Mineralwasser
- Saft 1 Zitrone oder Limette
- 1 Msp. Cayennepfeffer
- 1–2 EL Ahornsirup

ABLAUF

Täglich: Bewegen Sie Ihren Körper leicht, gehen Sie spazieren, oder fahren Sie Rad.

1. und 2. Tag: Essen Sie an diesen beiden Tagen nur rohes oder gedämpftes Obst und Gemüse. Trinken Sie pro Tag mindestens 2-mal 200 ml der Leberlimonade und 8-mal 200 ml Wasser.

3. Tag: Trinken Sie an diesem Tag nur Wasser und frische Fruchtsäfte und zudem mindestens 4-mal 200 ml der Leberlimonade.

4. Tag = Leberreinigungstag: Trinken Sie heute mindestens 4-mal 200 ml der Leberlimonade und so viel Wasser, wie Sie mögen. Bevor Sie am Abend zu Bett gehen, nehmen Sie 1 EL kalt gepresstes, biologisches Olivenöl ein, und trinken Sie anschließend 200 ml der Leberlimonade.

5. Tag: Für diesen Tag gelten dieselben Hinweise wie für Tag 3.

6. und 7. Tag: Für diesen Tag gelten dieselben Hinweise wie für den 1. und den 2. Tag.

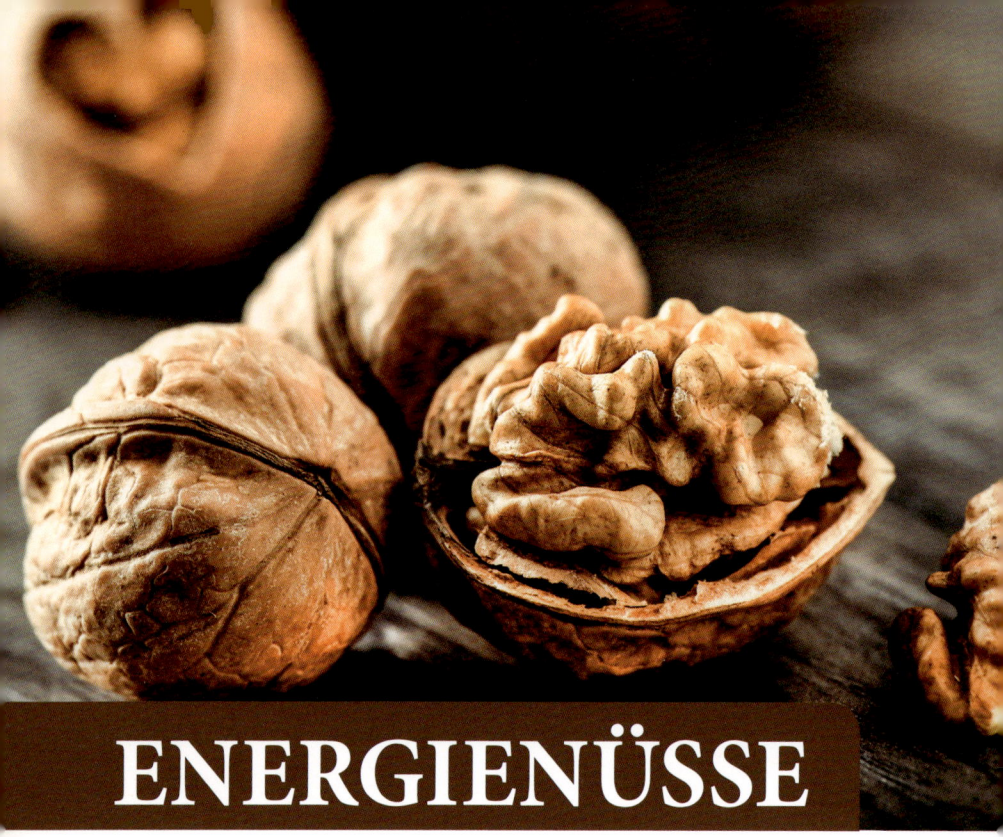

ENERGIENÜSSE

Nüsse sind hervorragende Energielieferanten. Die Traditionelle Chinesische Medizin geht davon aus, dass vor allem Walnüsse sehr positive Wirkungen auf die körperliche und geistige Gesundheit des Menschen haben. Sie enthalten wertvolle Proteine, Kohlenhydrate, wichtige Mineral- und Ballaststoffe und die Vitamine A, B, C und E in höherer Konzentration als viele Obst- und Gemüsesorten.

EFFEKT

Da Walnusskerne einem menschlichen Gehirn sehr ähnlich sehen, vertreten die Chinesen die Ansicht, dass sich ihr Verzehr unter anderem positiv auf die Intelligenz auswirkt. Zudem stärken Walnüsse die Urenergie, die Nieren, die Lunge und das Herz. Sie kräftigen Haare und Haut und haben einen positiven Einfluss auf Nerven und Psyche. Walnüsse sind nahrhaft, ausgleichend, zusammenziehend, entzündungshemmend und blutzuckersenkend.

 ## ZUBEREITUNG

Rösten Sie die Walnüsse ohne Öl in einer Pfanne. Achten Sie darauf, dass die Nüsse nicht anbrennen. Geben Sie die angerösteten Walnüsse in eine Schüssel. Übergießen Sie die noch warmen Nüsse mit Ahornsirup, und streuen Sie den Sesam darüber. Durchmischen Sie alles gut, und lassen Sie die Nüsse abkühlen.

Bewahren Sie sie in einem gut verschließbaren Gefäß an einem dunklen, kühlen Ort auf. Genießen Sie jeden Tag eine Handvoll leckerer Energienüsse.

ZUTATEN
- 200 g geschälte und halbierte Walnüsse
- 20 g Sesam
- 2–4 EL Ahornsirup

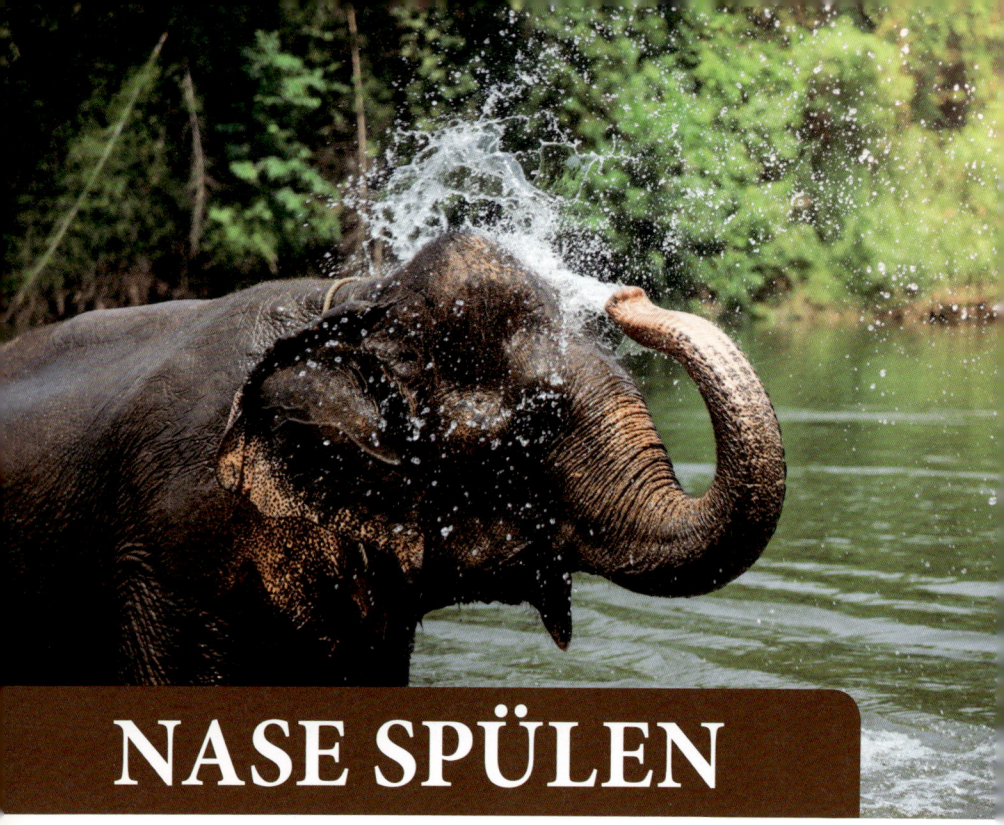

NASE SPÜLEN

HINTERGRUND

Das Spülen der Nase mit warmem Salzwasser ist eine alte yogische Übung, die zur Reinigung und zu Hygienezwecken täglich durchgeführt wird. Es ist vergleichbar mit dem Zähneputzen und wirkt vorbeugend, verschafft aber auch Linderung, z. B. bei Heuschnupfen oder einer leichten Erkältung.

EFFEKT

Das warme Salzwasser reinigt Nase, Nasennebenhöhlen und Nasenschleimhaut. Das Spülen der Nase wirkt sehr positiv bei Allergien, z. B. bei Heuschnupfen oder einer Hausstauballergie. Diese einfache Technik stärkt das Abwehrsystem, befreit die Atemwege, verschafft Linderung bei verstopfter oder triefender Nase und hilft ganz allgemein bei Erkältungen und Entzündungen der Stirn- und Nebenhöhlen.

ABLAUF

Spülen Sie Ihre Nase mit warmem Salzwasser aus. Im Fachhandel sind kleine Nasenkännchen erhältlich, die das Einbringen des Wassers in die Nase erleichtern. Für die Salzlösung nehmen Sie etwa 1 g Salz auf 100 ml warmes Wasser. Das Salz sollte sich im Wasser gut aufgelöst haben, bevor Sie ein Nasenloch nach dem anderen mit dem Salzwasser reinigen. Säubern Sie die Nase anschließend mit einem Taschentuch. In Apotheken und Drogerien gibt es auch bereits fertige Kochsalzlösungen für eine Nasenspülung. Reinigen Sie Ihre Nase täglich, am besten am Morgen nach dem Aufstehen.

★TIPP: Zur zusätzlichen Pflege Ihrer Nase können Sie in jedes Nasenloch 1–2 Tropfen Öl geben. Entweder verwenden Sie dazu ein reines Öl, z. B. gereiftes, biologisches Sesamöl, oder Sie nutzen ein spezielles Kräuteröl für die Nase.

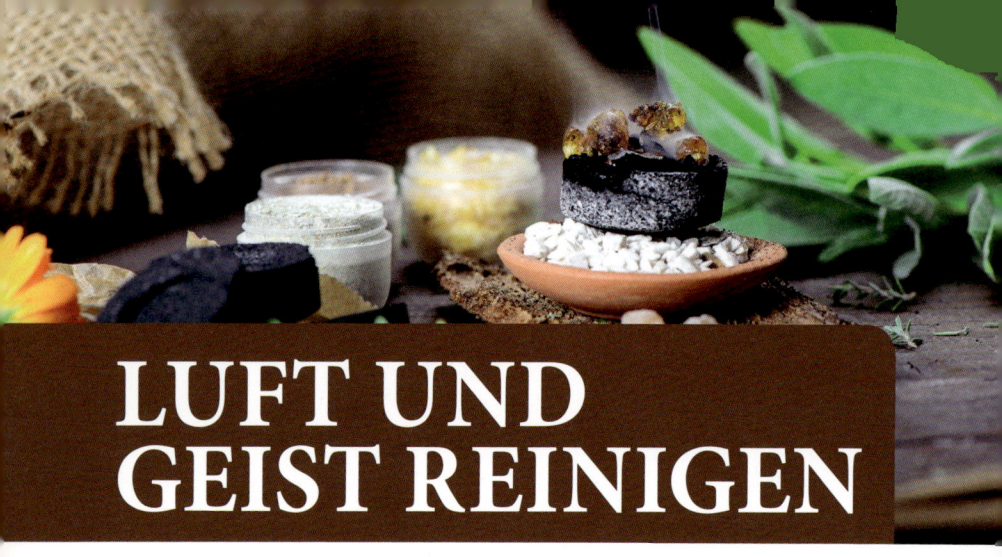

LUFT UND GEIST REINIGEN

Räuchern ist eine Kunst, die bereits in der frühesten Geschichte der Menschen Anwendung gefunden hat. Damals diente das Räuchern meist sakralen Zwecken, als Opfergabe oder zur Desinfektion. Heute wird es vorwiegend zur atmosphärischen Reinigung, als Konzentrationshilfe bei der Meditation, als Stärkung der geistigen Energien und als Unterstützung in der Naturmedizin eingesetzt.

EFFEKT

Räuchern beseitigt negative Schwingungen und Gerüche aus der Umgebung und reinigt Körper und Geist. Es hat die Kraft, Stimmungen zu vertiefen, und je nach Zusammensetzung wirkt das Räucherwerk reinigend, beruhigend, heilend, stärkend, anregend, klärend, konzentrationsfördernd, befreiend oder wohltuend. Räuchern beflügelt die Sinne, zentriert und harmonisiert den Körper und den Geist.

- **Für die atmosphärische Reinigung** eignen sich Weihrauch, Wacholder, Fichte, Kiefer, Pinie, Melisse, Nelke, Pfefferminze, Eukalyptus, Myrrhe, Kampfer und weißer Salbei.
- **Für eine entspannende und harmonisierende Wirkung** eignen sich Zimt, Sandelholz, Adlerholz, Eisenkraut, Kamille, Lavendel, Majoran, Zeder und Myrrhe.
- **Für eine energetisierende, aufbauende und kräftigende Wirkung** eignen sich Galgant, Weihrauch, Beifuß, Thymian, Wacholder, Alantwurzel, Angelikawurzel, Kardamom, Melisse und Orange.
- **Für eine fröhlich machende und antidepressive Wirkung** eignen sich Kardamom, Fenchel, Johanniskraut, Lemongras, Rose, Patschuli, Santakraut, Sternanis, Melisse und Zedernholz.
- **Für eine meditative, spirituelle und konzentrationsfördernde Wirkung** eignen sich Lorbeer, Adlerholz, Rosmarin, Safran, Sandelholz, Eukalyptus, Nelke und Weihrauch.

ABLAUF

Entscheiden Sie selbst, ob Sie das Abbrennen von Räucherstäbchen oder das traditionelle Räuchern auf Kohle oder auf einem Sieb bevorzugen. Achten Sie beim Kauf des Räucherwerks auf jeden Fall darauf, dass es keine künstlichen Zusatzstoffe oder Füllstoffe enthält und aus reinen Hölzern, Harzen, Blüten oder Kräutern hergestellt wurde. Kreieren Sie für sich ein kleines persönliches Ritual, indem Sie z. B. je nach Bedarf und Zweck einen Duft auswählen und in einem Raum oder in der gesamten Wohnung räuchern. Versuchen Sie, während des Räucherns aufmerksam zu bleiben. Schön ist es, wenn Sie das Räucherritual mit Ihren positiven Gedanken begleiten und unterstützen. Lüften Sie kurz vor und nach dem Räuchern die Räume.

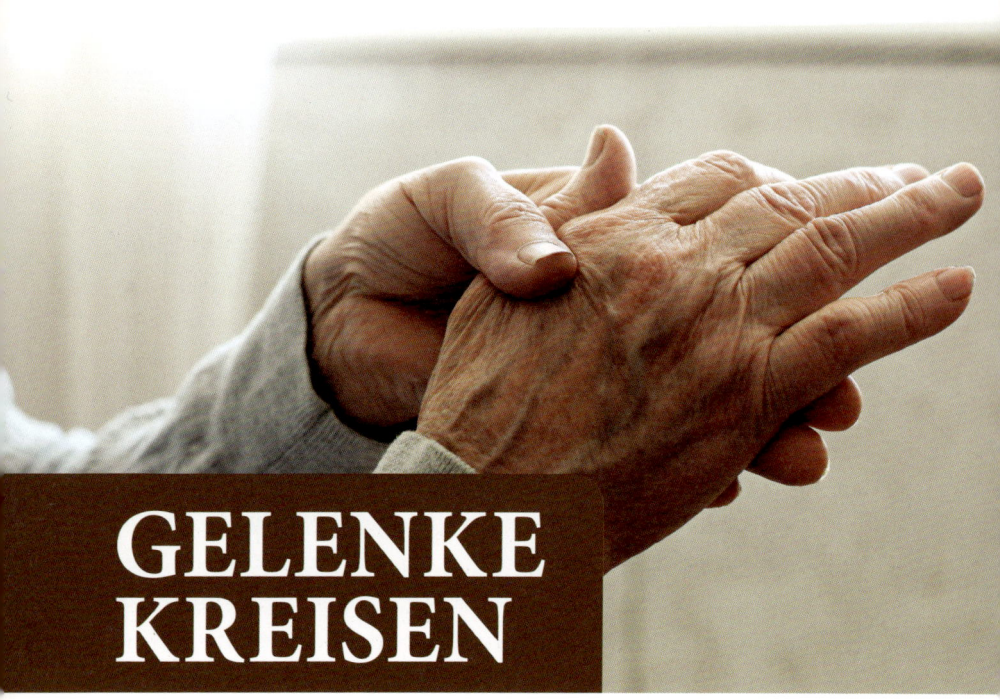

GELENKE KREISEN

HINTERGRUND

In der Traditionellen Chinesischen Medizin geht man davon aus, dass Gelenke, die zu wenig oder falsch bewegt werden, verstärkt zu Energieblockaden führen und somit den Fluss des Qi im gesamten Energiesystem des Körpers negativ beeinflussen. Ein Gelenk ist wie eine Schaltzentrale. Staut sich die Energie z. B. bereits im Fußgelenk, fließt das Qi, das über die Fußsohle vom Boden aufgenommen wird, nur noch begrenzt in den Unter- und Oberschenkel. Deshalb ist es wichtig, dass sämtliche Gelenke im Körper regelmäßig und sinnvoll mobilisiert, aktiviert und bewegt werden.

EFFEKT

Diese einfache Übung lockert und belebt den ganzen Körper. Sie fördert den Energiefluss und die Beweglichkeit, befreit von Ablagerungen und schenkt ein angenehmes Körpergefühl.

ABLAUF

Diese Übung wird im Stehen durchgeführt. Jedes Gelenk wird nacheinander achtsam, langsam und bewusst in beide Drehrichtungen 5- bis 10-mal gekreist. Atmen Sie während der gesamten Übung durch die Nase ein und aus. Halten Sie ein entspanntes und natürliches Lächeln auf den Lippen.

1. Fußgelenk
2. Kniegelenk
3. Hüftgelenk
4. Schultergelenk
5. Ellenbogengelenk
6. Handgelenk
7. Fingergelenk
8. Nacken (Bewegen Sie den Kopf nach vorn und hinten, dann nach links und rechts, und legen Sie den Kopf seitlich ab, bevor Sie ihn behutsam drehen.)

→ Als Ergänzung empfehle ich Ihnen die Übung »Körpermassage mit Öl« (S. 90).

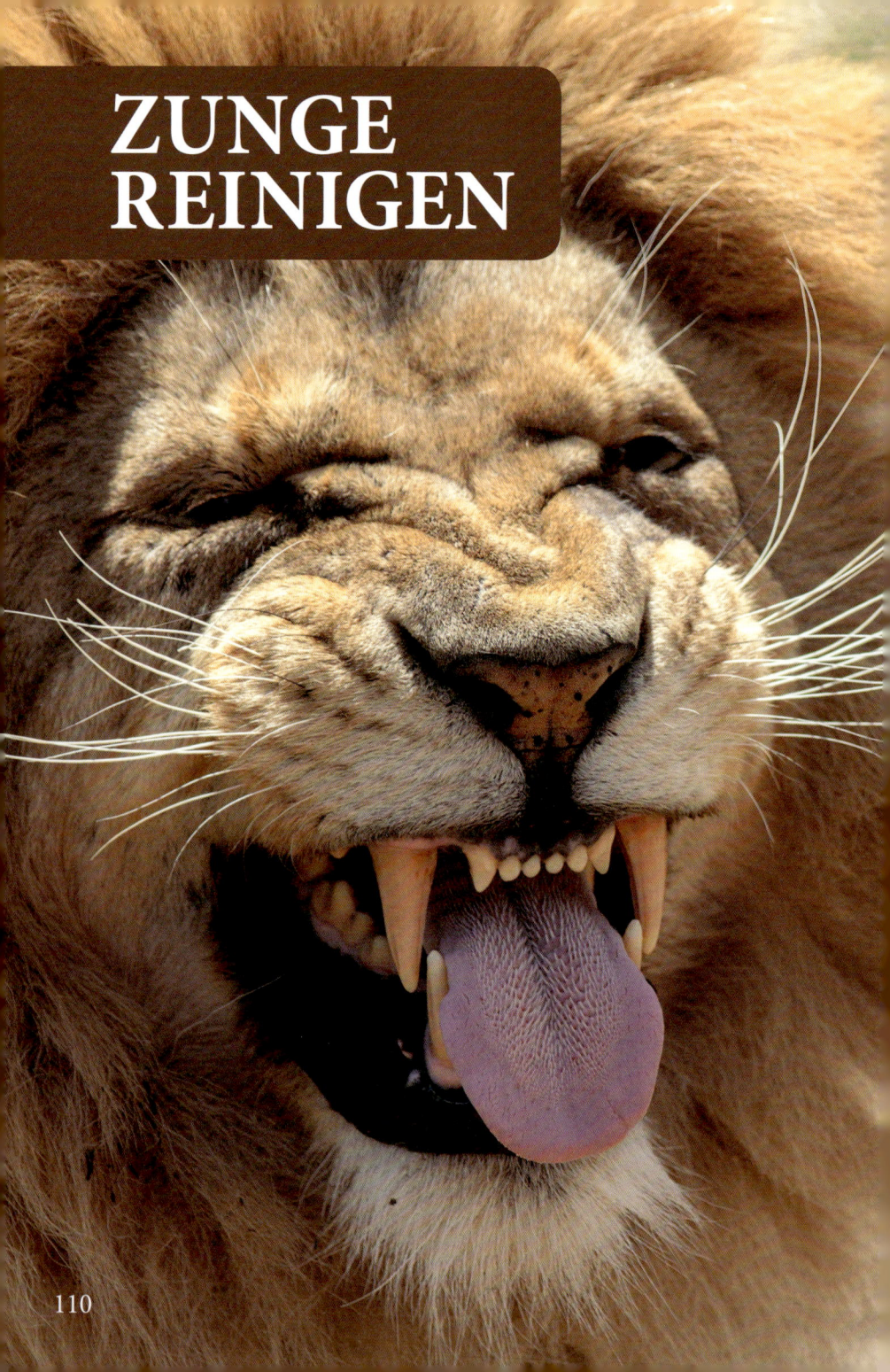

ZUNGE REINIGEN

HINTERGRUND

Die ayurvedische Tradition geht davon aus, dass die Zunge über die Organreflexzonen in enger Verbindung mit dem Darm steht und sich die Giftstoffe eines schlecht funktionierenden oder kranken Stoffwechsels als Belag auf der Zunge zeigen.

EFFEKT

Diese einfache Methode der Reinigung entfernt die Mischung aus Toxinen und Bakterien, die sich über Nacht bei den meisten Menschen auf der Zunge bilden und im Zungenbelag ablagern. Häufig ist dieser Belag die Ursache für schlechten Atem, Karies oder Parodontose.

ABLAUF

Nehmen Sie etwas Salz, Speisesalz oder Meersalz, auf den Zeigefinger, und reiben Sie damit die ganze Zunge ein. Entfernen Sie dann den Belag mit einem kleinen Löffel oder mit einem Zungenschaber. Achten Sie darauf, dass Sie den Belag nicht verschlucken. Reinigen Sie danach die Zähne, oder spülen Sie den Mund mit einem Mundwasser.

→ Als Ergänzung eignen sich wunderbar die Übungen »Augenbad« (S. 16), »Ölziehen« (S. 40) und »Nase spülen« (S. 104).

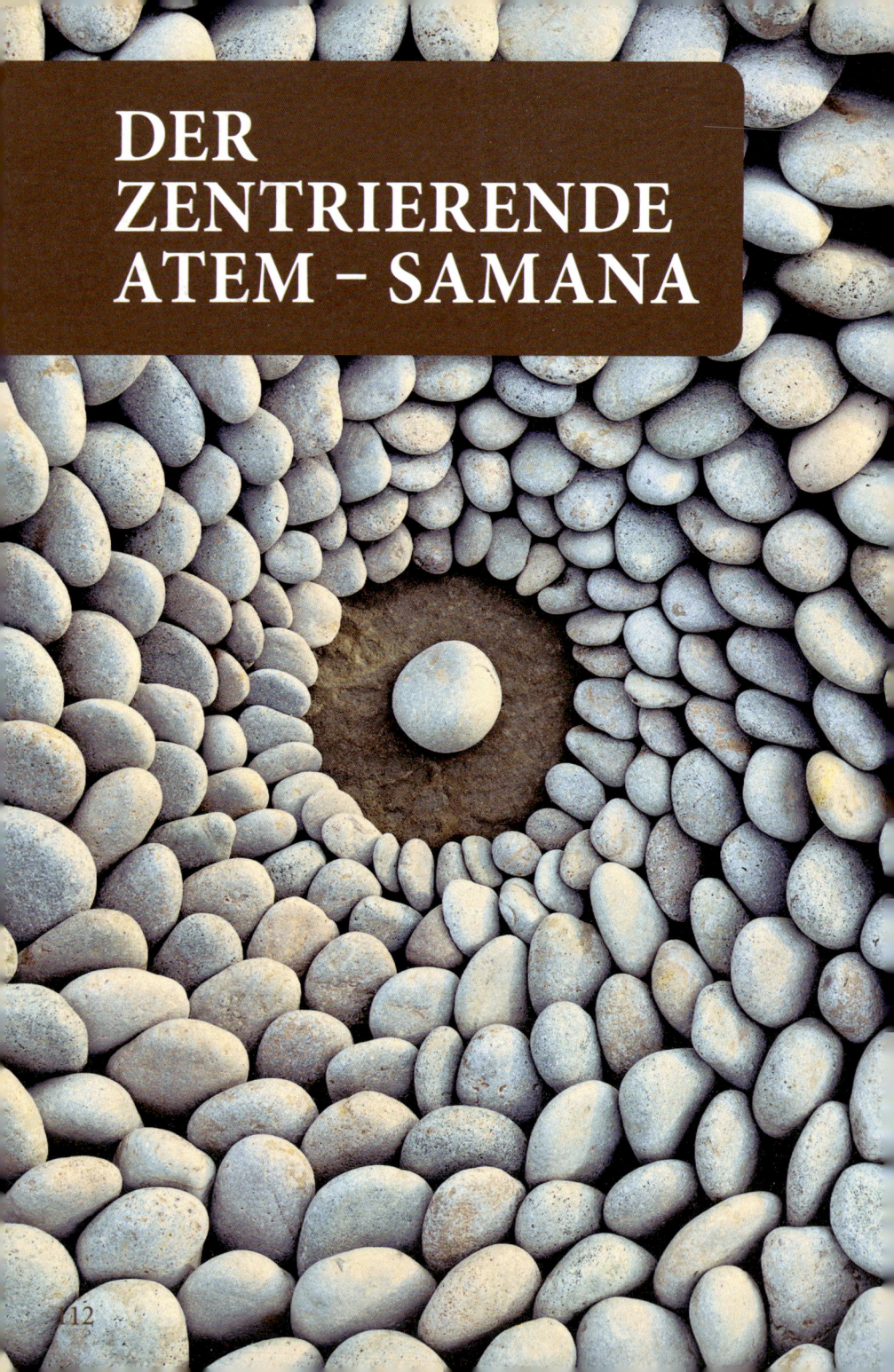

DER ZENTRIERENDE ATEM – SAMANA

HINTERGRUND

In der feinstofflichen Lehre des Yoga und Ayurveda geht man davon aus, dass sich Prana, die Lebenskraft, im menschlichen Organismus in fünf funktionalen Aspekten oder Winden (Vayu) ausdrückt. Samana ist besonders mit dem Atemvolumen verbunden, ist nährend und unterscheidend und befindet sich im Nabelbereich. Diese Energie reguliert den Stoffwechsel und das Verdauungsfeuer und steuert auch die geistige Verdauung.

EFFEKT

Diese Atemübung hilft bei Verdauungsstörungen, verbessert die Nährstoffaufnahme, bringt den Stoffwechsel ins Gleichgewicht, trägt zur Regulierung des Körpers bei und harmonisiert alle physischen und psychischen Aspekte des Menschen.

ABLAUF

Nehmen Sie eine stabile und aufrechte Sitzhaltung ein. Verbinden Sie sich mit Ihrer natürlichen Atmung. Atmen Sie dann tief aus dem gesamten Universum ein, und lenken Sie die Energie der Einatmung in den Bauchbereich. Halten Sie die Energie in der Atemfülle, wenn Sie Ihren Atem für einen Moment anhalten, in Form eines Lichtballs im Nabel. Lassen Sie das Verdauungsfeuer auflodern. Atmen Sie dann aus, und lassen Sie die Energie der Ausatmung den ganzen Körper, das Herz und den Geist nähren. Sie erleben eine Selbstregulierung und Balancierung des gesamten Körpers und Geistes. Wiederholen Sie die Atemübung 3–5 Minuten lang. Spüren Sie noch etwas nach.

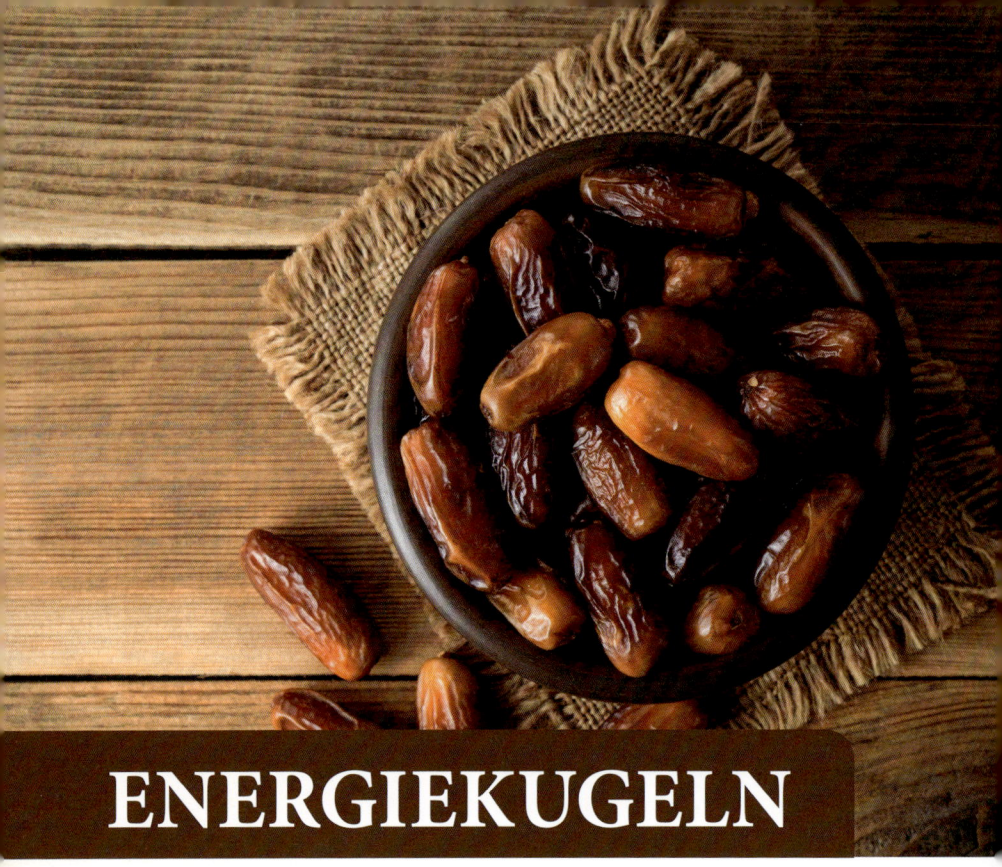

ENERGIEKUGELN

HINTERGRUND

Wir alle haben zwischendurch Lust auf etwas Süßes. Diese Leckerei ist nicht nur süß, sondern auch gesund und schenkt einen Extrakick an Energie. Die Energiekugeln sind im Handumdrehen gemacht. Durch ihren hohen Nährwert übersteht man jedes Hungerloch. Man kann sie in einer kleinen Dose mitnehmen und jederzeit genießen.

EFFEKT

Datteln haben eine natürliche Süße. Sie liefern wertvolle Ballaststoffe, die für die Verdauung und die Regulierung des Blutzuckerspiegels sehr vorteilhaft sind, und sind reich an Antioxidantien. Mandeln enthalten viele Mineralien und Spurenelemente. Sie stärken die Nerven und beeinflussen das Immunsystem positiv. Kakao macht glücklich. Kokosöl regt den Stoffwechsel an und ist ein toller Energielieferant. Die exotischen Gewürze verleihen den Energiekugeln nicht nur einen wundervollen Duft, sie wirken sich auch positiv auf das Gemüt aus und stärken die innere Mitte.

 ## ZUBEREITUNG

Mixen Sie alle Zutaten in einem leistungsstarken Gerät. Formen Sie aus der fertigen Masse kleine Kugeln, und rollen Sie sie in Kokosraspeln oder Sesam.

ZUTATEN

- 200 g Datteln, entsteint
- 100 gemahlene Mandeln
- 30 g Kakao
- 5 g Kokosöl
- 20 g Mandelmus
- 1 Prise Salz
- 1 Msp. gemahlener Ingwer
- 1 Msp. gemahlener Zimt
- 2 Msp. gemahlenes Kurkuma
- 2 Msp. gemahlene Muskatnuss
- 2 Msp. Vanillepulver
- 2–3 EL Wasser
- Kokosraspel oder weißer Sesam

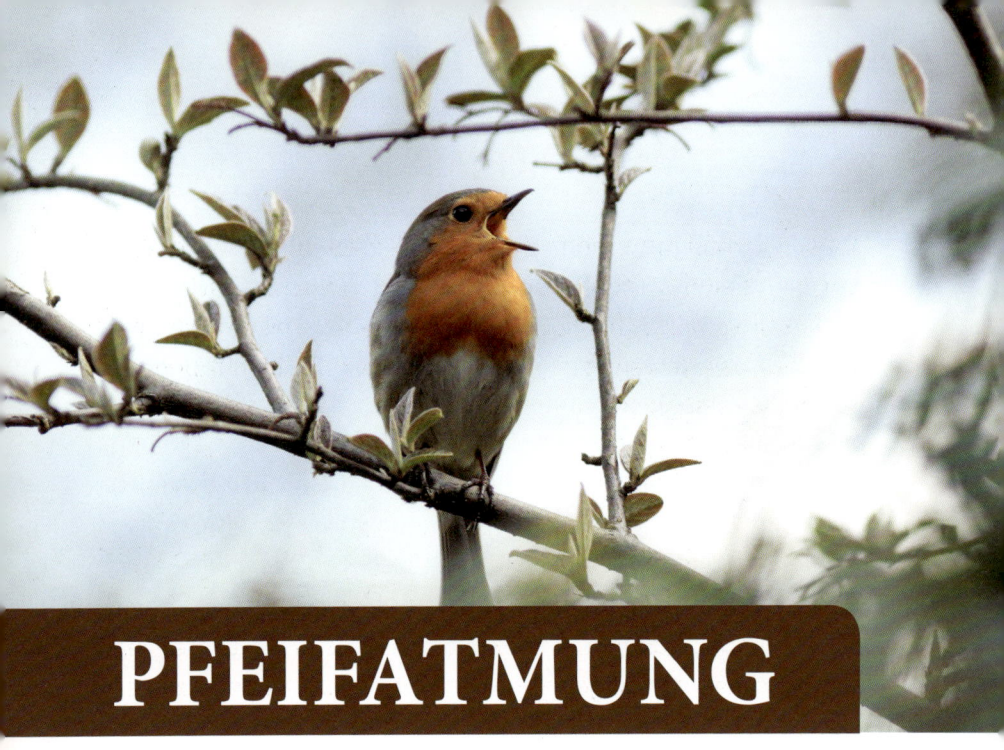

PFEIFATMUNG

Diese einfache Atemtechnik stammt aus dem Kundalini-Yoga und wirkt sich auf den Vagusnerv aus. Dieser Nerv spielt eine wichtige Rolle in unserem vegetativen Nervensystem. Er ist der längste unserer zwölf Hirnnerven und gehört zum Parasympathikus. Sein Name leitet sich vom lateinischen Wort »vagari« ab und bedeutet »wandern, umherschweifen«. Er wandert vom Hirnstamm durch die Organe im Hals-, Brust- und Bauchraum. Forschungen zum Vagusnerv haben ergeben, dass er an unseren Empfindungen von Mitgefühl, Empathie und liebender Güte beteiligt ist. Jede intensive Bewegung z. B. der Lippen stimuliert den Vagusnerv.

EFFEKT

Diese Atemübung erhöht die Lungenkapazität. Sie wirkt entspannend und stimuliert den Vagusnerv. Zudem aktiviert die Pfeifatmung die Schilddrüse und die Nebenschilddrüsen und beruhigt das Nervensystem. Sie fördert den Gleichmut und die heitere Gelassenheit.

ABLAUF

Setzen Sie sich mit gerader Wirbelsäule hin. Schließen Sie die Augen, und konzentrieren Sie sich auf den Punkt des Dritten Auges zwischen den Augenbrauen, indem Sie die Augen sanft so nach oben rollen, als ob Sie zwischen die Augenbrauen schauen könnten. Bei jedem Einatmen spitzen Sie die Lippen und machen einen Pfeifton. Atmen Sie durch die Nase aus. Konzentrieren Sie sich auf den Klang des Pfeifens. Wenn Ihnen schwindelig wird, brechen Sie die Atemübung ab und kehren zu einer langen tiefen Atmung zurück. Wiederholen Sie diese Übung, solange Sie möchten.

★**TIPP:** Sie können die Pfeifatmung beim Einatmen, beim Ausatmen oder beim Ein- und Ausatmen praktizieren. Probieren Sie die verschiedenen Varianten in aller Ruhe aus. Achten Sie darauf, wie sich jede Variante anfüllt und welche Ihnen am besten gefällt bzw. Ihnen den meisten Nutzen bringt.

→ Ergänzend empfehle ich Ihnen die Übungen
»Langes-Leben-Atmung« (S. 80) und »Wechselatmung« (S. 30).

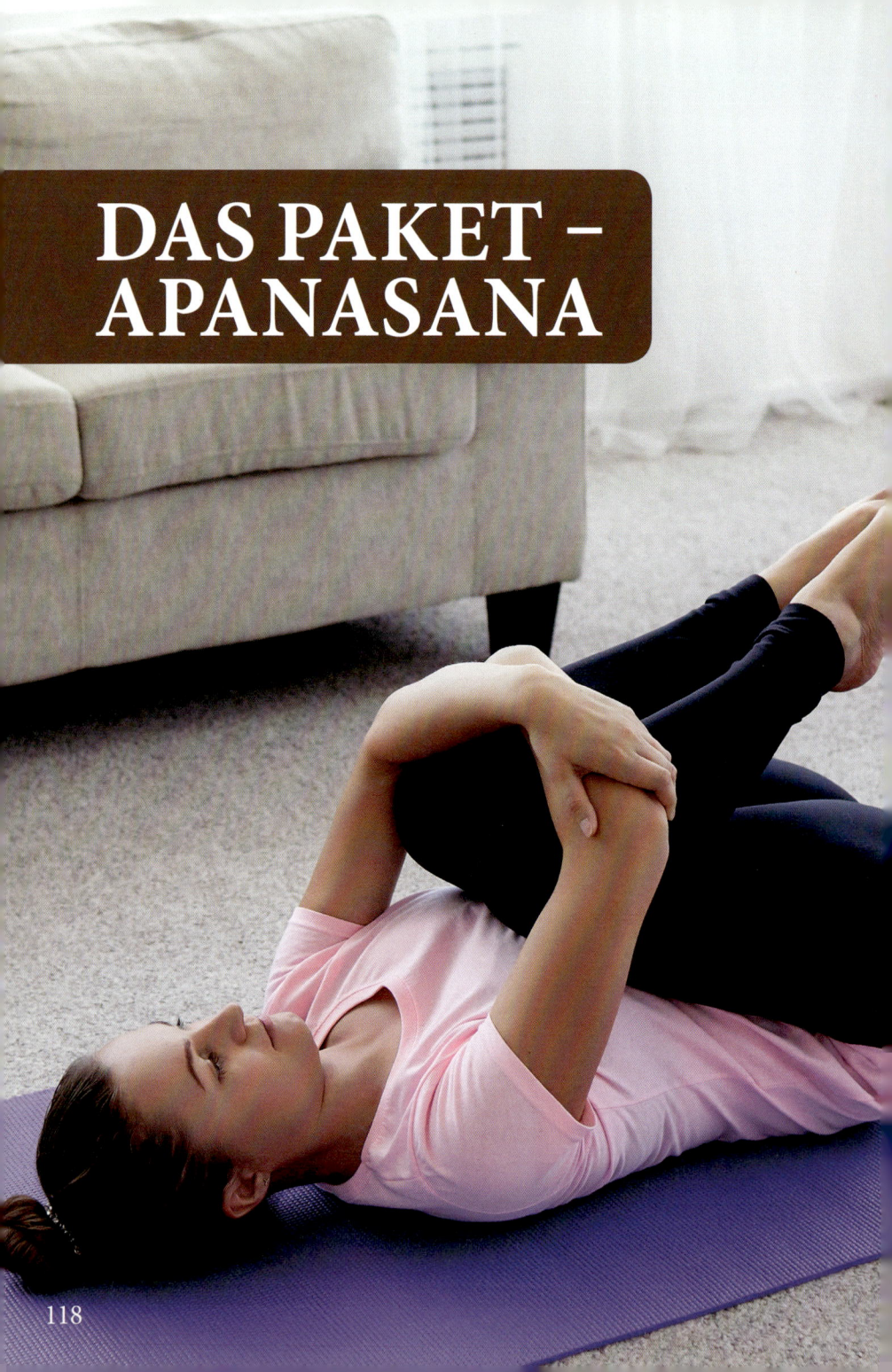

DAS PAKET – APANASANA

HINTERGRUND

Apanasana setzt sich aus den Wörtern »Apana« (Abwärtsbewe-gung der Energie) und »Asana« (Haltung) zusammen. Es ist eine einfache Übung aus dem Yoga, die Geborgenheit schenkt, sich positiv auf die Verdauung auswirkt und hilft, auf körperlicher und geistiger Ebene loslassen.

EFFEKT

Diese Übung vertieft die Atmung, harmonisiert den Solarplexus, entlastet den Rücken und fördert die Verdauung. Sie wirkt Blä-hungen und Völlegefühl entgegen. Der gesamte Darm und die Bauchorgane werden dabei massiert. Zudem wirkt sie bei Mens-truationsbeschwerden entkrampfend, lindert bei Schulter- und Nackenverspannungen und beruhigt das gesamte Nervensystem.

ABLAUF

Legen Sie sich mit dem Rücken flach auf den Boden, und ziehen Sie die Knie zur Brust. Halten Sie mit den Händen die Unter-schenkel, umfassen Sie dabei die Schienbeine. Atmen Sie ein, und lösen Sie leicht die Spannung zwischen Beinen und Ober-körper. Atmen Sie aus, und ziehen Sie die Knie bewusst wieder näher zur Brust. Wiederholen Sie dies etwa 21-mal. Bleiben Sie danach entspannt ein paar Minuten mit ausgestreckten Armen und Beinen liegen. Üben Sie das Paket nicht unmittelbar nach einer Mahlzeit.

→ Als Ergänzung eignet sich wunderbar die
   »Bauchmassage« (S. 66).

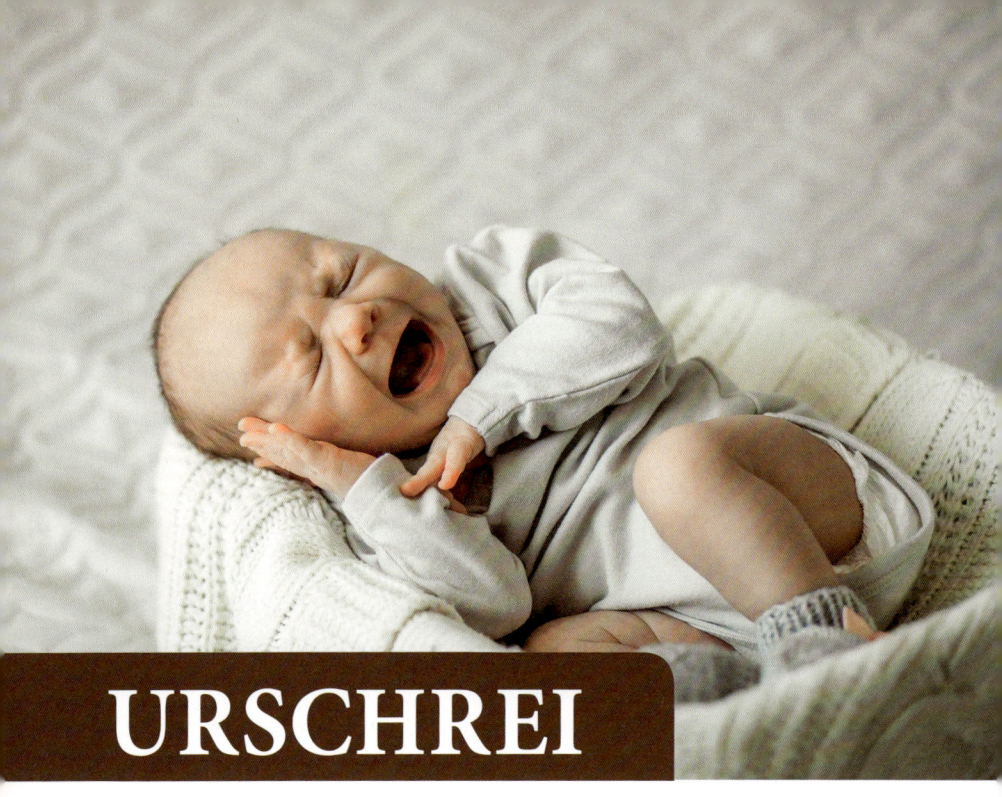

URSCHREI

Einmal so richtig Dampf abzulassen, ist für ein harmonisches Gleichgewicht sehr wichtig. Denn nur allzu oft »fressen« Menschen ihren Kummer und ihre Sorgen in sich hinein und »schlucken« ihre Wut und ihren Ärger hinunter. Sie richten damit die Energie nicht nur gegen sich selbst, sondern verkrampfen und blockieren auch ihren Körper und ihren Geist. Schreien hingegen setzt die Fähigkeit des Loslassens und des Vertrauens voraus. Wer sich traut, laut zu brüllen, befreit sich nicht nur von angestauten Gefühlen und Empfindungen, sondern gewinnt auch an Selbstvertrauen, Klarheit und Energie.

EFFEKT

Ein herzhafter Schrei aus dem Bauch heraus entspannt, löst blockierte Energien und aufgestaute Emotionen und befreit von körperlichen Schmerzen. Solch ein Urschrei reduziert Stress und Muskelspannung. Er hilft dabei, Ängste abzubauen, und unterstützt das Loslassen auf körperlicher und geistiger Ebene.

ABLAUF

Suchen Sie einen Ort auf, an dem Sie unbeobachtet und frei schreien können, z.B. in einem abgelegenen Waldstück, in den Bergen, an einem Wasserfall, am Meer oder im Auto. Sie können auch gegen den Wind anschreien. Vergegenwärtigen Sie sich Ihren Schmerz, Ihren Frust oder Ihre Wut. Atmen Sie tief ein, und schreien Sie aus vollem Hals alles heraus, was Sie belastet, bedrückt oder einengt. Wiederholen Sie die Übung so oft, bis Sie sich freier, frischer, klarer, wohler und entspannter fühlen.

→ Ergänzend empfehle ich Ihnen die Übung »Vertiefung der inneren Kraft« (S. 162).

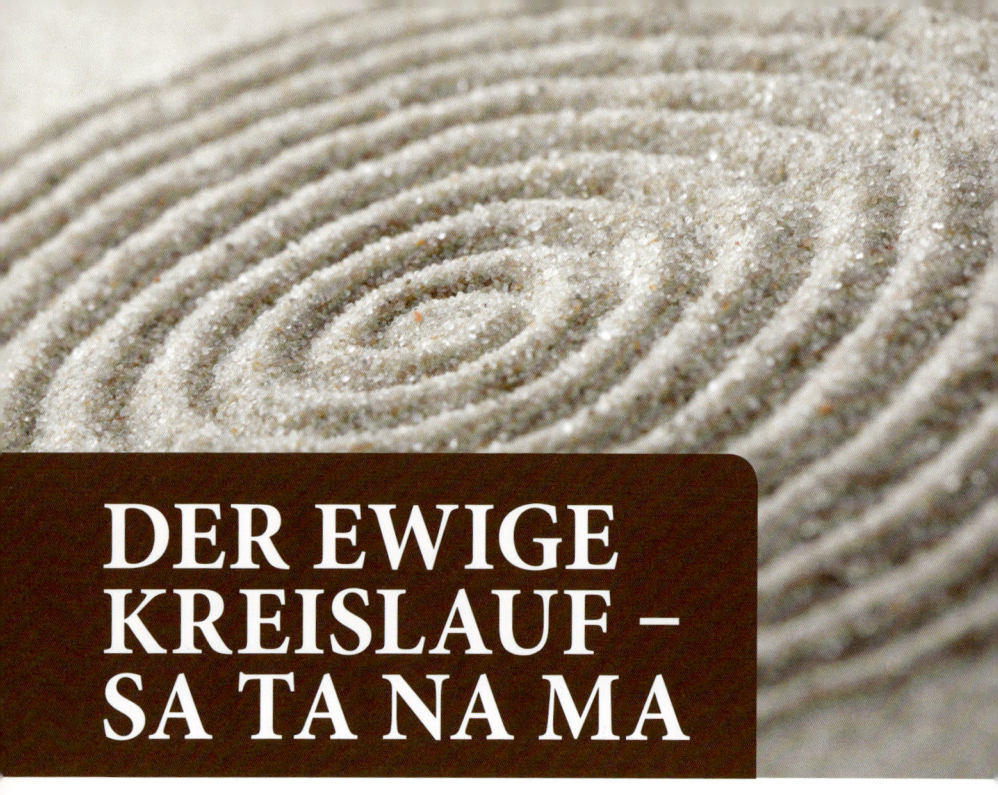

DER EWIGE KREISLAUF – SA TA NA MA

HINTERGRUND

Alles unterliegt der Veränderung und wandelt sich stetig. Diese wunderbare meditative Übung verdeutlicht den ewigen Kreislauf des Lebens. Alles in der Natur ist mit diesem Kreislauf verbunden. Die Silbe »SA« steht für die Geburt, den Anfang oder den Neubeginn, »TA« für das Leben und das Wirken, »NA« für die Veränderung, die Transformation und das Loslassen und »Ma« für die Wiedergeburt, den Neuanfang und die Erneuerung.

WIRKUNG

Diese Übung fördert die Konzentration, Achtsamkeit und Sammlung. Sie löst Blockaden und Gewohnheitsenergien. Sie bringt uns in unsere Mitte zurück und stärkt unseren Fokus. Wir können Veränderungen besser willkommen heißen und geben uns dem Fluss des Lebens in tiefem Vertrauen und heiterer Akzeptanz hin.

ABLAUF

Sitzen Sie aufrecht in einer bequemen Meditationshaltung, und fokussieren Sie Ihre Aufmerksamkeit auf den Punkt zwischen den Augenbrauen, das Dritte Auge. Legen Sie die Hände entspannt auf Ihre Knie. Während des Singens der Silben verändern Sie die Fingerhaltung, indem Sie abwechselnd nacheinander jede Fingerspitze mit der Daumenspitze fest zusammendrücken.

SA – Daumen und Zeigefinger berühren sich.
TA – Daumen und Mittelfinger berühren sich.
NA – Daumen und Ringfinger berühren sich.
MA – Daumen und kleiner Finger berühren sich.

Danach startet der Zyklus wieder von vorn. Singen Sie so natürlich und melodisch wie möglich. Verändern Sie die Lautstärke immer wieder nach ein paar Runden. Starten Sie mit lauter Stimme singend, werden Sie dann leiser, flüsternd, und wiederholen Sie zum Schluss noch ein paar Runden gedanklich, in der Stille. Beenden Sie diese Übung, wann immer Sie möchten. Verweilen Sie noch einen Moment, und genießen Sie die Ruhe und Harmonie.

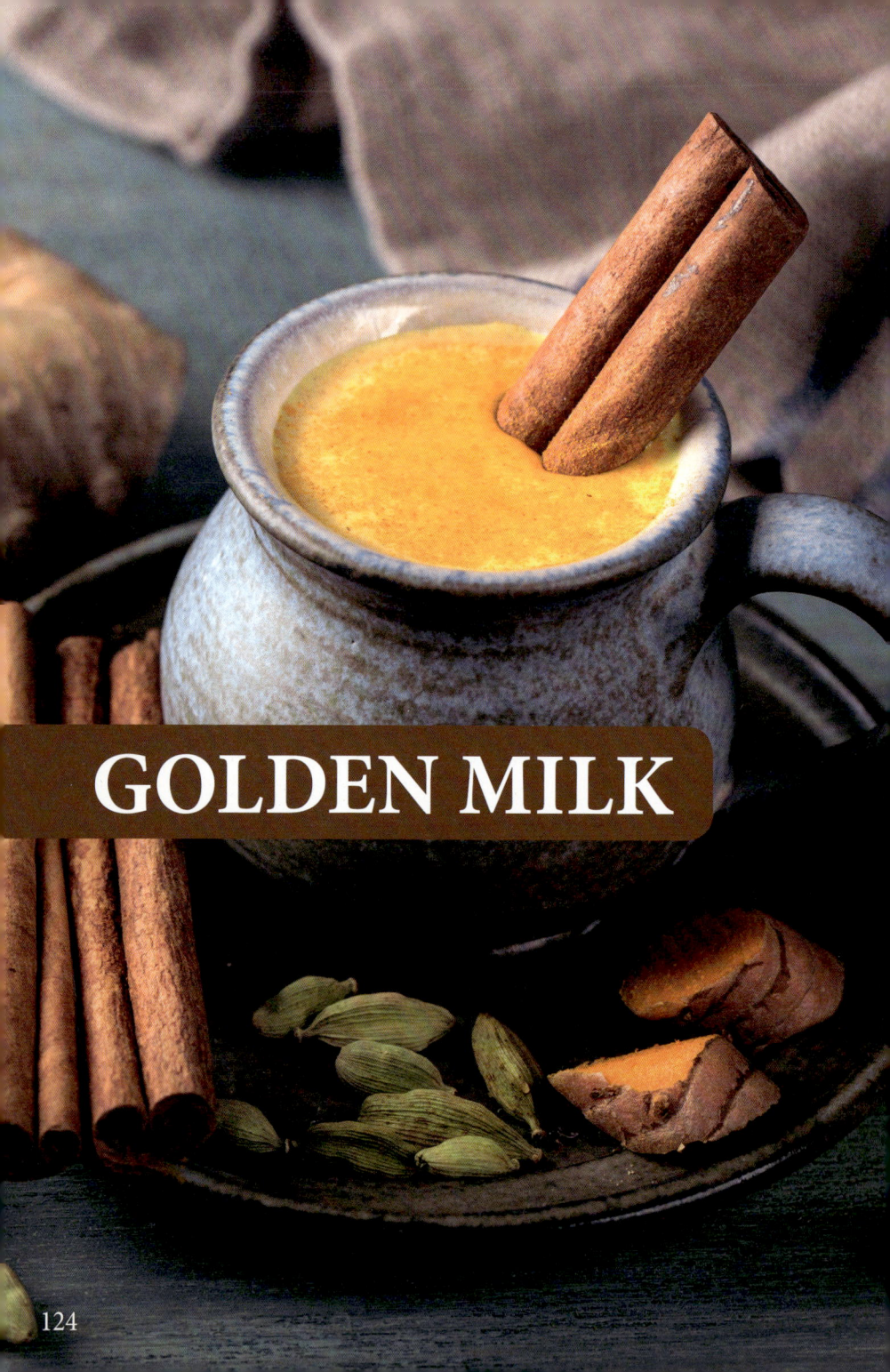

GOLDEN MILK

HINTERGRUND

Golden Milk oder Goldene Milch gilt im Ayurveda, der traditionellen indischen Medizin, schon lange als Heilmittel. Den Namen verdankt das Heißgetränk der leuchtend gelben Farbe, die das Kurkumapulver der Milch bzw. dem Pflanzendrink beim Kochen verleiht. Die ayurvedische Medizin hat Kurkuma bereits vor Jahrtausenden als traditionelles Arzneimittel genutzt.

EFFEKT

Golden Milk wirkt regulierend auf Körper und Geist. Sie schenkt Energie und entspannt zugleich. Man kann sie genauso gut am Morgen trinken wie am Abend vor dem Zubettgehen. Die Goldene Milch hat viele positive Wirkungen. Sie wirkt antioxidativ, stärkt das Immunsystem und verbessert das Hautbild. Außerdem unterstützt sie die Verdauung, hilft bei Völlegefühl und Blähungen und begünstigt den Schlaf. Die Inhaltsstoffe hemmen Entzündungen, entgiften den Körper, regen den Stoffwechsel an und fördern die Bildung von Serotonin, dem körpereigenen Glückshormon.

 ## ZUBEREITUNG

Rühren Sie alle Gewürze in den Pflanzendrink. Erwärmen Sie das Getränk, süßen Sie es nach Belieben, und genießen Sie Ihre Golden Milk.

ZUTATEN

- 200 ml Pflanzendrink (z. B. Reis-, Hafer- oder Mandeldrink)
- 1 TL gemahlenes Kurkuma
- ¼ TL gemahlener Ingwer
- ¼ TL gemahlener schwarzer Pfeffer
- ½ TL gemahlene Muskatnuss
- ½ TL gemahlener Kardamom
- ½ TL gemahlener Zimt

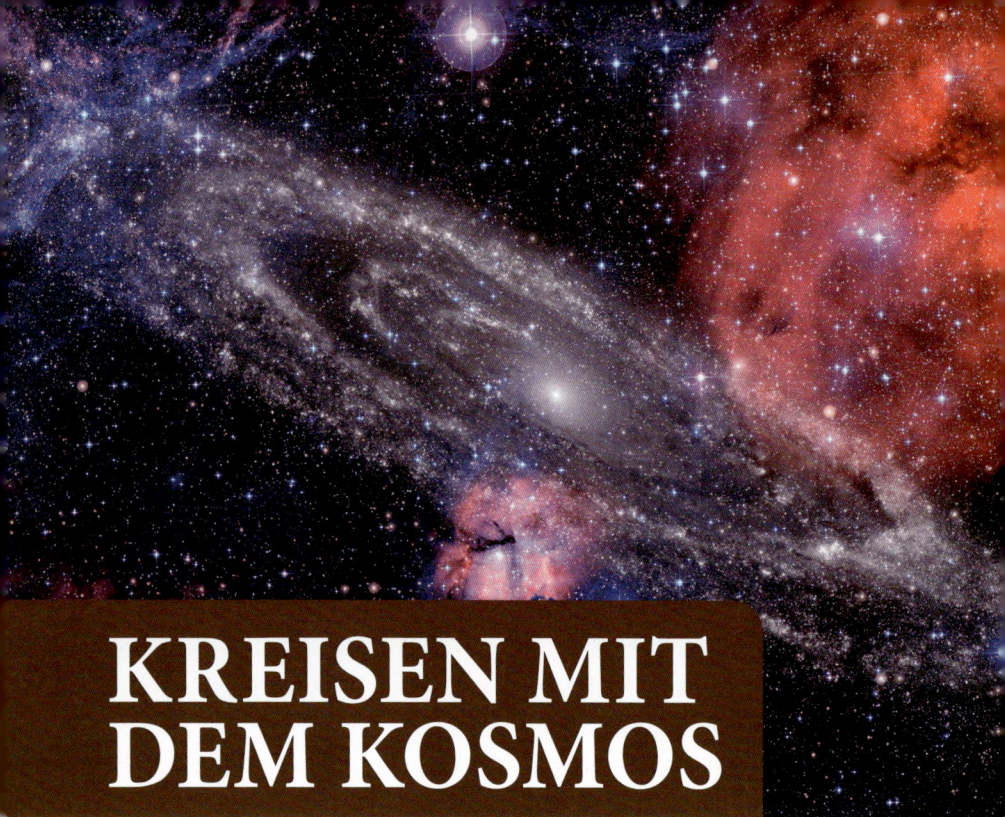

KREISEN MIT DEM KOSMOS

HINTERGRUND

Diese ruhige und sanfte Übung stammt aus dem Qi Gong. Kreisen mit dem Kosmos verbindet den Menschen, den Mikrokosmos, mit dem Universum, dem Makrokosmos. Wir treten in Resonanz mit dem großen Ganzen und schwingen mit der großen Energie mit. Dadurch erleben wir inneren Frieden, erfahren Klarheit und fühlen uns sicher und geborgen.

EFFEKT

Diese einfache Übung klärt die Gedanken und beruhigt den Geist. Sie wirkt harmonisierend und lindert Stress. Sie schenkt Stabilität und Verwurzelung, stärkt die innere Mitte, mobilisiert die Wirbelsäule und dehnt und stimuliert die gesamte Rückenmuskulatur.

ABLAUF

Setzen Sie sich auf ein Meditationskissen oder an den Rand eines Stuhls. Ihre Hände liegen locker auf den Oberschenkeln, die Handflächen zeigen nach unten. Beginnen Sie jetzt, sanft und sehr langsam mit dem Oberkörper zu kreisen. Sie können sich vorstellen, dass Ihr Oberkörper der Zeiger einer Uhr ist. Die Kreise können so groß sein, wie es Ihnen angenehm ist. Lenken Sie Ihre Aufmerksamkeit zum höchsten Punkt am Scheitel, Ihrer Kopfkrone, und verbinden Sie sich gedanklich mit dem Kosmos. Bleiben Sie aber mit Ihrer Mitte in Kontakt. Nehmen Sie Becken, Beine und Füße als stabiles Fundament wahr. Kreisen Sie mindestens 20-mal im Uhrzeigersinn. Spüren Sie nach, und kreisen Sie dann ebenfalls 20-mal gegen den Uhrzeigersinn. Lassen Sie Ihren Atem ganz natürlich und frei durch die Nase ein- und ausströmen. Sie können Ihre Augen während der Übung offen oder geschlossen halten. Spüren Sie erneut nach, und verweilen Sie so lange, wie Sie möchten.

→ Als Ergänzung eignet sich wunderbar die Übung »Der ewige Kreislauf – SA TA NA MA« (S. 122).

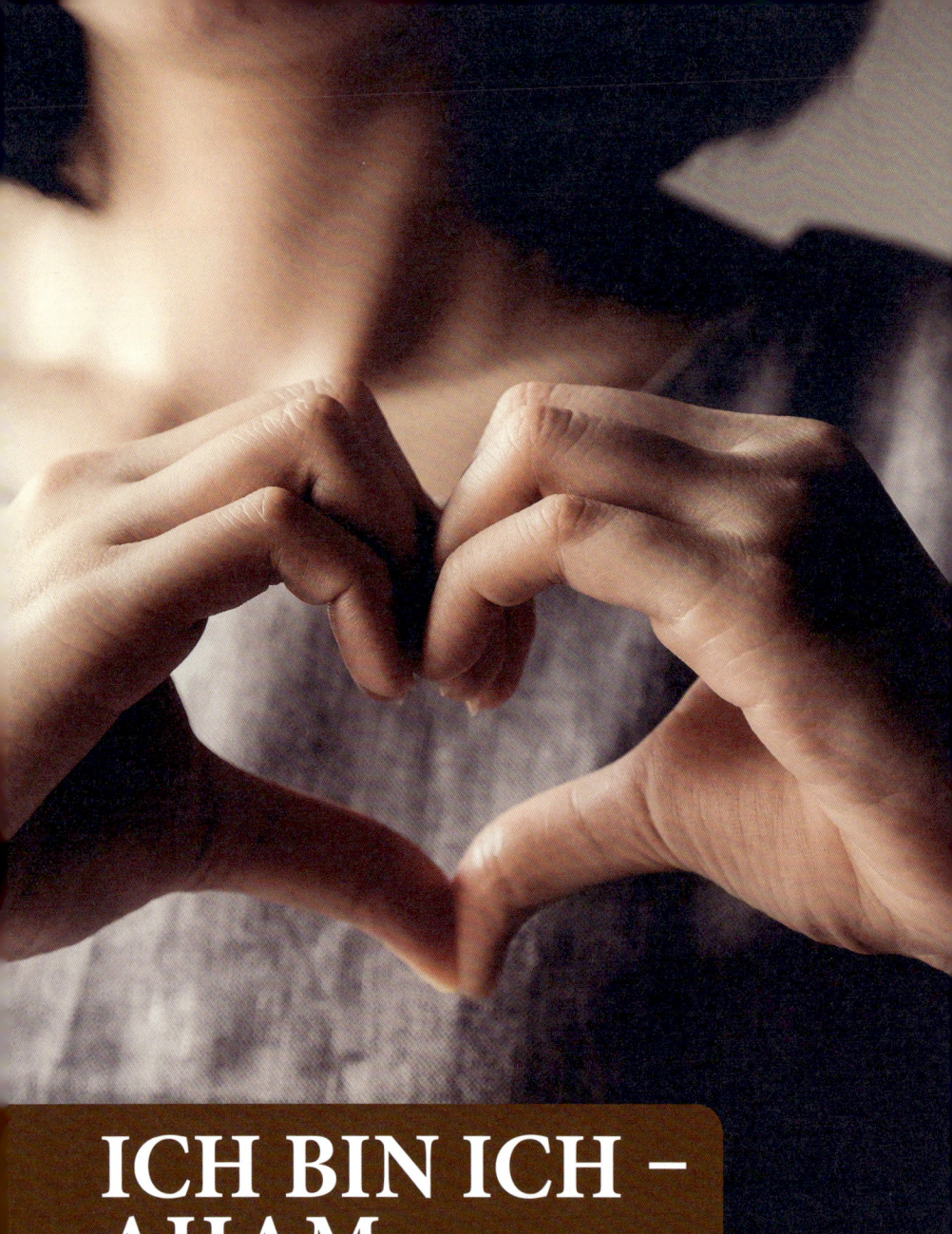

ICH BIN ICH – AHAM

HINTERGRUND

Das Sanskritwort »Aham« bedeutet »Ich« oder »Ich bin«. In dieser Übungsform steht es für »Ich bin ich«, »Ich bin die wahre Natur«, »Ich bin das wahre Wissen« oder auch »Ich bin gut so, wie ich bin«.

EFFEKT

Dieses Mantra stärkt die Selbstliebe und die Selbstakzeptanz. Sie verbindet uns mit unserer inneren Stärke und schenkt Selbstvertrauen, Selbsterkenntnis und Zuversicht.

ABLAUF

Setzen Sie sich aufrecht auf ein Kissen am Boden oder auf einen Stuhl. Schließen Sie die Augen, und verbinden Sie sich mit Ihrer ganz natürlichen Atmung. Wiederholen Sie gedanklich beim Einatmen »A« und beim Ausatmen »ham«. Verweilen Sie bei dieser Übung, bis sich ein Gefühl der Leichtigkeit und der Lebensfreude einstellt.

→ Als Ergänzung empfehle ich Ihnen die Übung »Kraft des Lächelns« (S. 60).

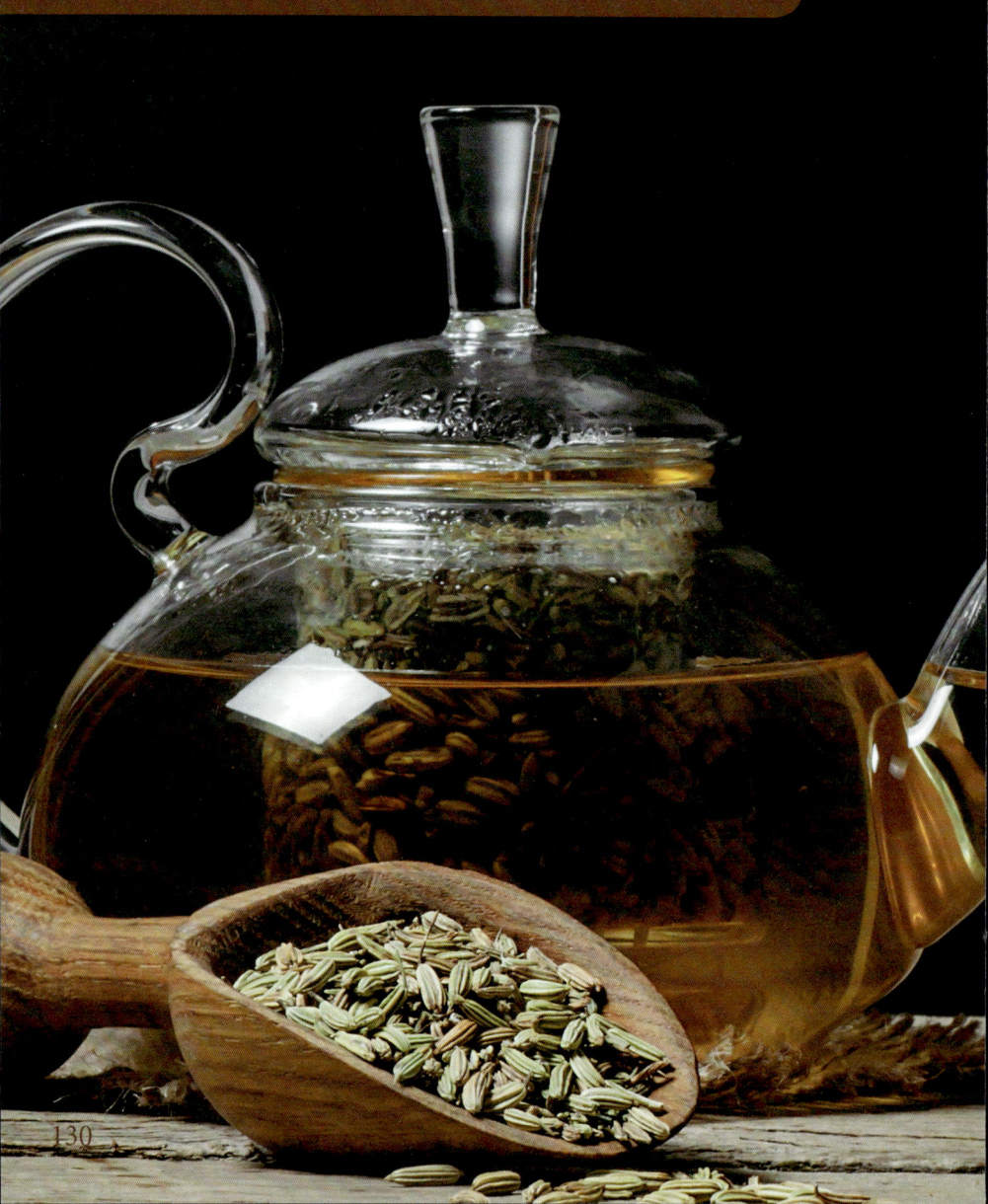

HINTERGRUND

Ein chinesisches Sprichwort lautet: »Ist die innere Mitte stark, können alle 1000 Krankheiten geheilt werden. Ist die innere Mitte aber schwach, dann gibt es nur noch wenig Hoffnung.« Diese Kräutermischung stärkt die innere Mitte und wirkt wohltuend auf das Verdauungssystem und den Geist.

EFFEKT

Fenchel wirkt krampflösend und verdauungsfördernd. In Kombination mit Anis und Kümmel lindert dieser Tee Völlegefühl, Blähungen und Bauchkrämpfe. Süßholz ist leicht tonisierend, beruhigt den Geist und fördert die innere Harmonie und Zufriedenheit.

 ## ZUBEREITUNG

Mischen Sie die Kräuter, und füllen Sie den Yin-Yang-Tee in einen luftdichten Behälter. In eine Tasse (200–300 ml) geben Sie 1 TL der Kräutermischung. Übergießen Sie die Mischung mit heißem Wasser, und lassen Sie den Tee ca. 10 Minuten lang ziehen. Gießen Sie ihn vor dem Trinken durch ein Sieb.

ZUTATEN

- 100 g Fenchelsamen
- 100 g Anissamen
- 100 g Kümmelsamen
- 100 g geschnittene Süßholzwurzeln

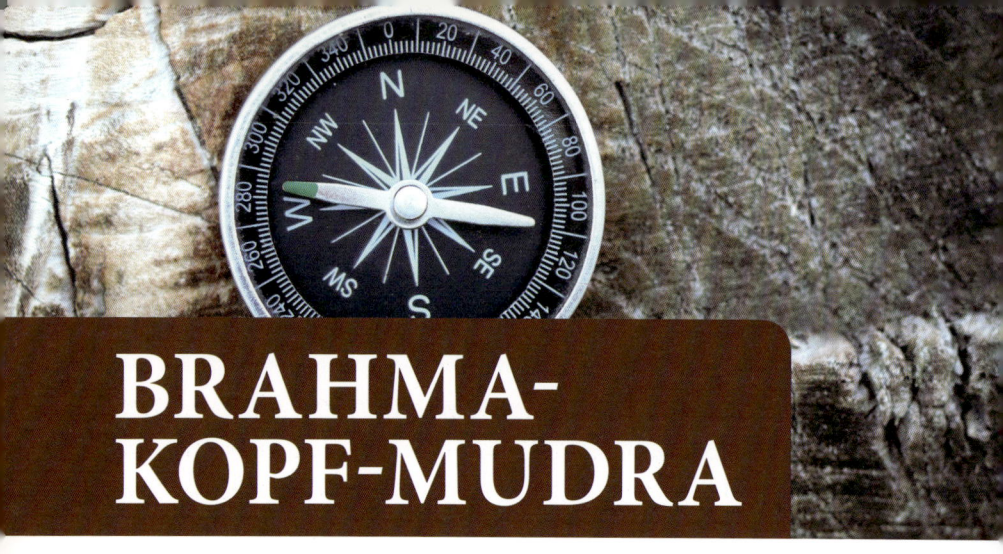

BRAHMA-KOPF-MUDRA

HINTERGRUND

Seinen Namen verdankt diese Übung der Legende, dass der Schöpfergott Brahma vier Köpfe hatte und in alle Himmelsrichtungen gleichzeitig sehen konnte.

EFFEKT

Diese sehr wirkungsvolle Übung stammt aus dem Yoga. Sie entspannt die Schultern und den Nacken, stärkt die Augen, beugt Kopfschmerzen vor und wirkt beruhigend und zentrierend.

ABLAUF

Sie können das Brahma-Kopf-Mudra im Sitzen oder Stehen ausführen. Bewegen Sie Ihren Kopf ganz langsam und achtsam in alle sechs Richtungen.

1. Ausatmend: Bringen Sie den Kopf nach vorn, ziehen Sie das Kinn in Richtung des Brustbeins, und blicken Sie zum Dritten Auge zwischen den Augenbrauen. **Einatmend:** Schließen Sie Ihre Augen, und bringen Sie den Kopf wieder zurück in die neutrale aufrechte Position.

2. Ausatmend: Legen Sie den Kopf nach hinten in den Nacken, und blicken Sie zur Nasenspitze. **Einatmend:** Schließen Sie Ihre Augen, und bringen Sie den Kopf wieder zurück in die neutrale aufrechte Position.

3. Ausatmend: Drehen Sie den Kopf nach links. Blicken Sie weit über die linke Schulter nach hinten. **Einatmend:** Schließen Sie Ihre Augen, und bringen Sie den Kopf wieder zurück in die neutrale aufrechte Position.

4. Ausatmend: Drehen Sie den Kopf nach rechts. Blicken Sie weit über die rechte Schulter nach hinten. **Einatmend:** Schließen Sie Ihre Augen, und bringen Sie den Kopf wieder zurück in die neutrale aufrechte Position.

5. Ausatmend: Neigen Sie den Kopf zur linken Schulter, und blicken Sie diagonal nach rechts oben. **Einatmend:** Schließen Sie Ihre Augen, und bringen Sie den Kopf wieder zurück in die neutrale aufrechte Position.

6. Ausatmend: Neigen Sie den Kopf zur rechten Schulter, und blicken Sie diagonal nach links oben. **Einatmend:** Schließen Sie Ihre Augen, und bringen Sie den Kopf wieder zurück in die neutrale aufrechte Position.

Wiederholen Sie den gesamten Ablauf mindestens 3-mal.

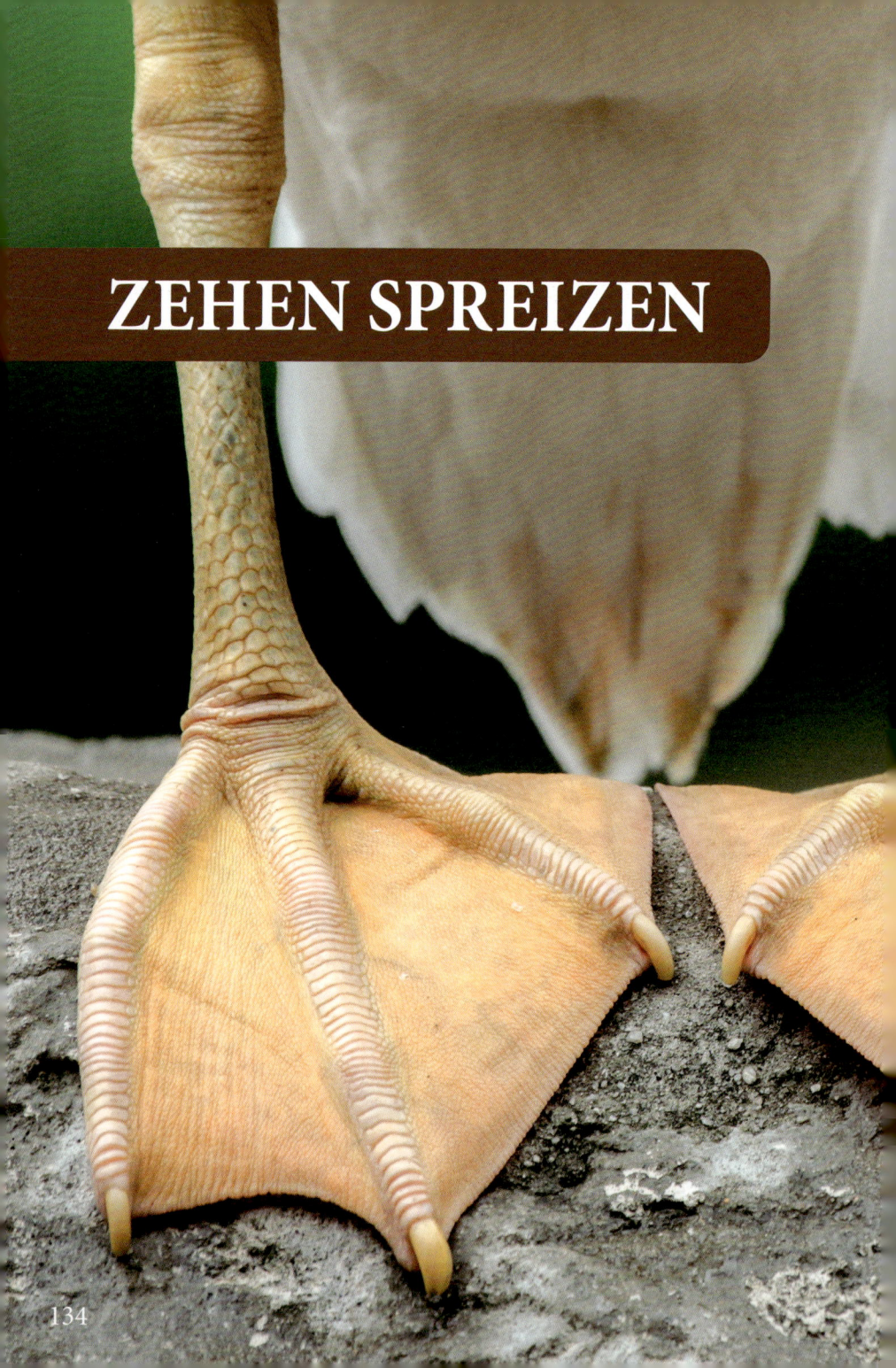

ZEHEN SPREIZEN

HINTERGRUND

Unsere Füße verbringen viel Zeit in Schuhen. Wetterbedingt kommt das gesunde Barfußlaufen in unseren Breitengraden oft zu kurz. Das Zehenspreizen ist eine Wohltat für den gesamten Fuß. Die Übung ist ganz einfach. Man braucht keine Hilfsmittel und kann sie überall praktizieren.

EFFEKT

Das Zehenspreizen trainiert die Fußmuskulatur und energetisiert den gesamten Körper. Es hält die Füße beweglich und gesund und wirkt Hallux entgegen.

ABLAUF

Setzen Sie sich so hin, dass Sie einen Fuß berühren können. Am besten legen Sie diesen Fuß über Ihren Oberschenkel. Spreizen Sie jetzt die Zehen passiv, indem Sie die Finger zwischen die Zehen legen. Der kleine Finger kommt zwischen den kleinen, äußeren Zeh und den zweiten Zeh daneben. Der Ringfinger liegt zwischen diesem zweiten und dem dritten Zeh, der Mittelfinger zwischen dem dritten und dem vierten Zeh. Der Zeigefinger steckt zwischen dem vierten Zeh und dem großen Zeh. Die Handfläche liegt dabei auf dem Fußrücken. Halten Sie diese Finger-Zehen-Position mindestens 1–3 Minuten lang. Zusätzlich können Sie auch versuchen, mit der Hand eine Faust zu machen und gleichzeitig alle Zehen in Richtung der Fußsohle zu ziehen. Das vertieft die Übung noch weiter. Wiederholen Sie den Ablauf mit dem anderen Fuß.

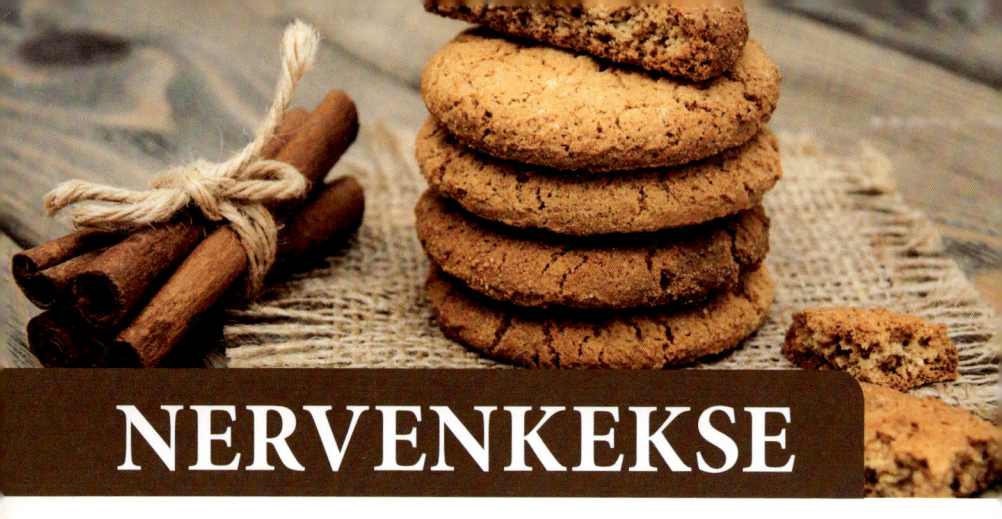

NERVENKEKSE

Unsere Ernährung soll gesund und schmackhaft sein und gleichzeitig auch schützend und vitalisierend auf unseren Körper und Geist wirken. Diese Kekse sind sehr lecker und wirken ausgleichend auf das Gemüt.

EFFEKT

Man sagt diesen Keksen einen stärkenden Effekt auf die Nerven nach. Der Verzehr der Nervenkekse reinigt die Sinne, wirkt beruhigend und ausgleichend und schafft einen fröhlichen Geist. Zimt wärmt und entspannt, stabilisiert den Kreislauf und hat einen positiven Einfluss auf den Blutzucker. Er hilft bei Magen- und Darmbeschwerden, wirkt desinfizierend und macht fröhlich. Nelken wirken antibakteriell und verdauungsfördernd. Muskat besitzt eine aphrodisierende Wirkung, ist krampflösend und öffnet das Herz. Mandeln sind für ihre cholesterinsenkende Eigenschaft bekannt. Dinkel ist leicht bekömmlich und hat eine basische Wirkung auf den Körper.

ZUBEREITUNG

Geben Sie das Mehl in eine große Schüssel oder direkt auf die Arbeitsplatte. Verteilen Sie die weiche Margarine in kleinen Stücken darauf. Geben Sie den Vollrohrzucker, die geriebenen Mandeln, das Apfelmus und alle Gewürze dazu, und vermischen bzw. kneten Sie die Masse sofort zu einem Teig. Stellen Sie den Teig 30 Minuten lang kalt. Rollen Sie ihn anschließend auf etwa 5 mm Dicke aus, und stechen Sie nach Lust und Laune Formen aus. Legen Sie die Kekse dann auf ein mit Backpapier ausgelegtes Blech, und schieben Sie dieses in die Mitte des auf 180 °C vorgeheizten Backofens. Lassen Sie die Kekse 10–15 Minuten backen.

Behalten Sie sie beim ersten Backen immer im Auge. Essen Sie je nach Größe Ihrer Nervenkekse maximal 4 Stück pro Tag. Kinder sollten 1 Keks pro Tag verspeisen dürfen.

ZUTATEN

- 400 g Dinkelmehl
- 250 g weiche Pflanzenmargarine
- 150 g Vollrohrzucker
- 200 g geriebene Mandeln
- 3 EL Apfelmus
- 20 g Zimt
- 10 g gemahlene Muskatnuss
- 5 g gemahlene Gewürznelken
- 2 Prisen Salz

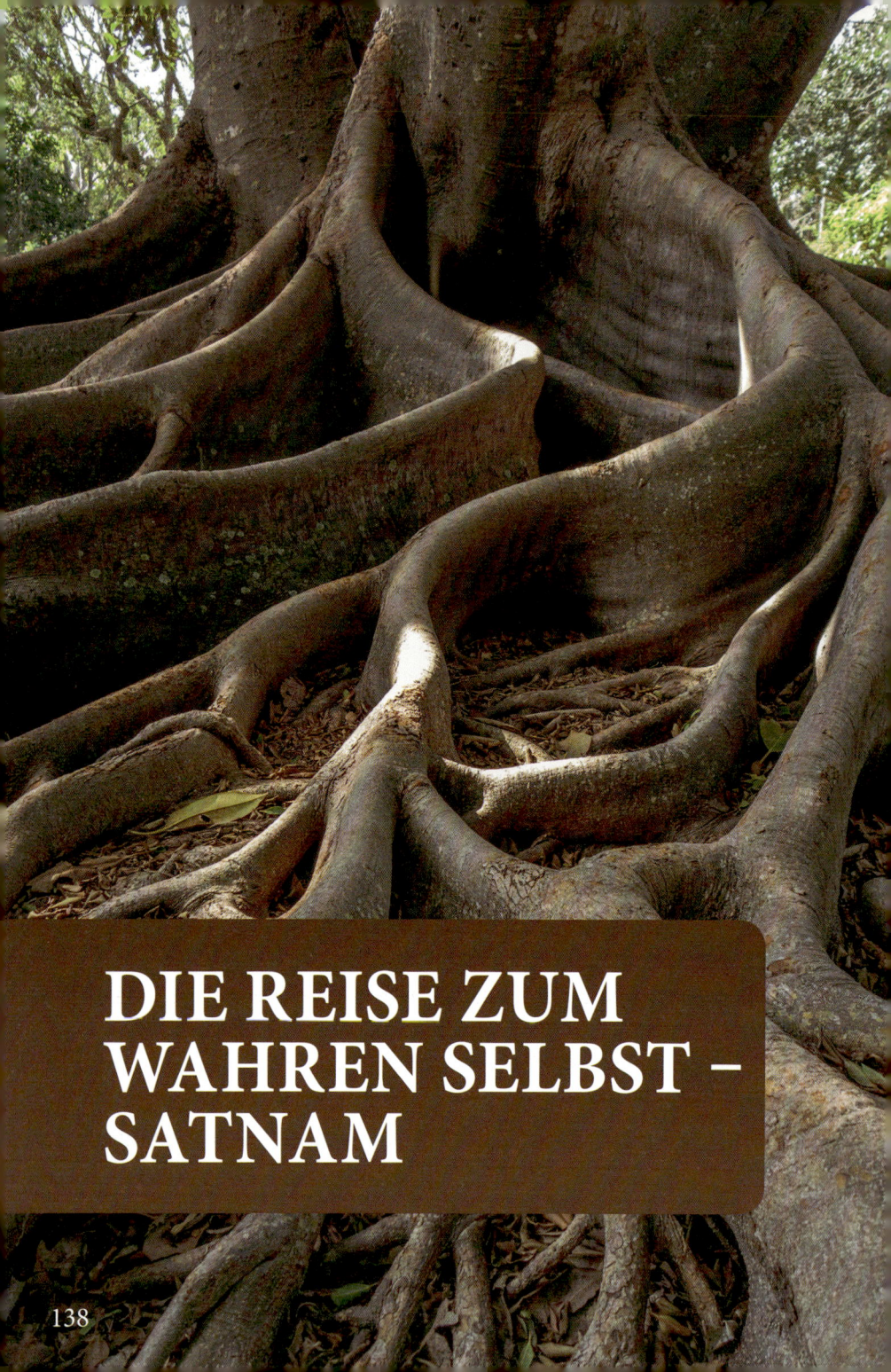

DIE REISE ZUM WAHREN SELBST – SATNAM

HINTERGRUND

»Satnam« setzt sich aus den beiden Silben »Sat« (Wahrheit) und »Nam« (Namen) zusammen und bedeutet »Wahrheit ist meine Identität«. Dieses Kraftwort stammt aus dem Kundalini-Yoga. Satnam wird auch als universelles Mantra bezeichnet, da es unabhängig jeglicher Glaubenssysteme angewendet werden kann.

EFFEKT

Das Rezitieren von »Satnam« vertieft das Vertrauen in die eigenen Fähigkeiten. Es hilft, sich zu verwurzeln und Zugang zum eigenen Potenzial zu finden. Es aktiviert alle Energiezentren im Körper. Die Schwingung des Mantras initiiert die Reise zum wahren Selbst. Individuelle Wahrheit und universelle Wahrheit werden ein und dasselbe.

ABLAUF

Nehmen Sie eine aufrechte und stabile Sitzhaltung ein. Lenken Sie Ihre Aufmerksamkeit an die Basis Ihrer Wirbelsäule. Stellen Sie sich vor, wie die Vibration von »Saaah« mit Ihrer Einatmung durch die Wirbelsäule aufsteigt und dabei die Frequenz jedes Energiezentrum aktiviert. Wenn der Klang ganz oben in Ihrem Kopf ankommt, schließen Sie die erste Silbe mit dem t-Laut, als ob Sie Ihren oberen Gaumen mit der Zungenspitze küssen würden. Bei der zweiten Silbe, dem »Naam«, spüren Sie, wie sich der Klangstrom mit Ihrer Ausatmung in das Energiefeld ausbreitet, das Ihren Körper umgibt.

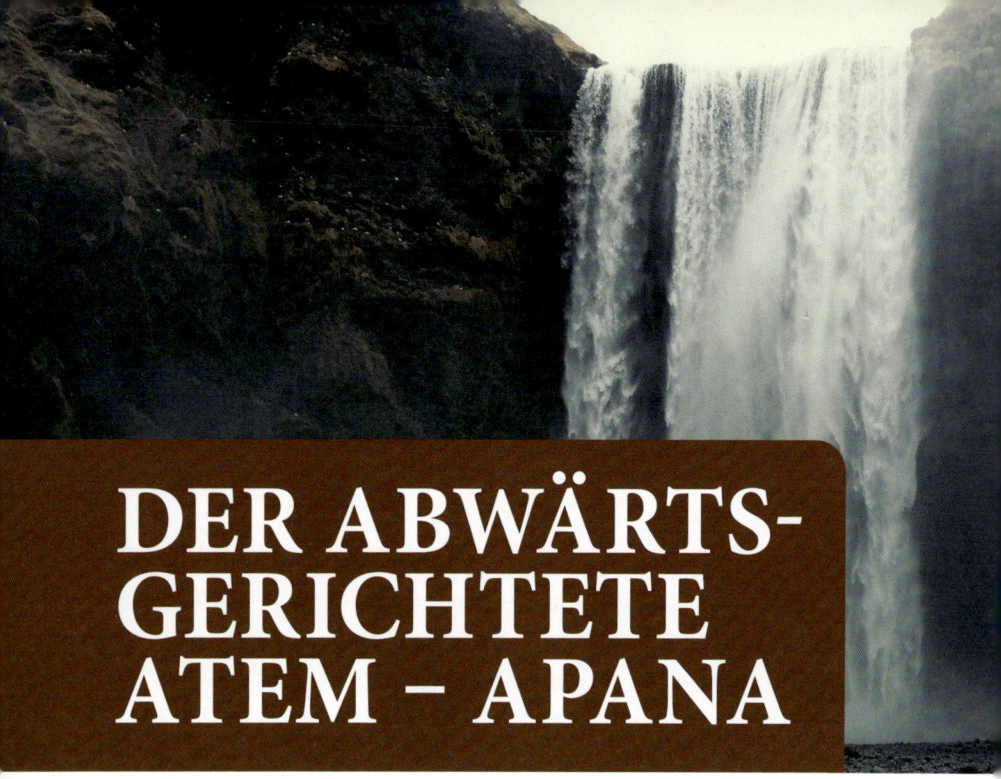

DER ABWÄRTS-GERICHTETE ATEM – APANA

HINTERGRUND

In der feinstofflichen Lehre des Yoga und Ayurveda geht man davon aus, dass sich Prana, die Lebenskraft, im menschlichen Organismus in fünf funktionalen Aspekten oder Winden (Vayu) ausdrückt. Apana ist besonders mit der Ausatmung verbunden. Diese Energie wirkt reinigend und erdend und hilft, loszulassen und zur Ruhe zu kommen. Sie fördert die Hingabe und das Vertrauen. Sie steigt vom Nabel ab und ist für die Vitalität im Unterleib verantwortlich. Sie reguliert alle Ausscheidungsvorgänge, auch die geistige Ausscheidung.

EFFEKT

Diese Atemübung hilft bei Krankheiten des Urogenital- und Ausscheidungssystems, lindert Verstopfung und Durchfall und reduziert Menstruationsprobleme. Das gesamte Immunsystem wird gestärkt, und Krankheiten wird vorgebeugt.

ABLAUF

Nehmen Sie eine stabile und aufrechte Sitzhaltung ein. Verbinden Sie sich mit Ihrer natürlichen Atmung. Atmen Sie dann tief ein, und lenken Sie die Energie der Einatmung an das Ende der Wirbelsäule. Halten Sie die Energie in der Atemfülle, wenn Sie Ihren Atem für einen Moment anhalten, in Form eines Lichtballs im gesamten Beckenraum. Atmen Sie dann aus, und lassen Sie die Energie der Ausatmung durch die Beine und Füße in den Boden sinken. Sie erleben Erdung, Verwurzelung, Stabilität und eine Stärkung des Immunsystems. Wiederholen Sie die Atemübung 3–5 Minuten lang. Spüren Sie noch etwas nach.

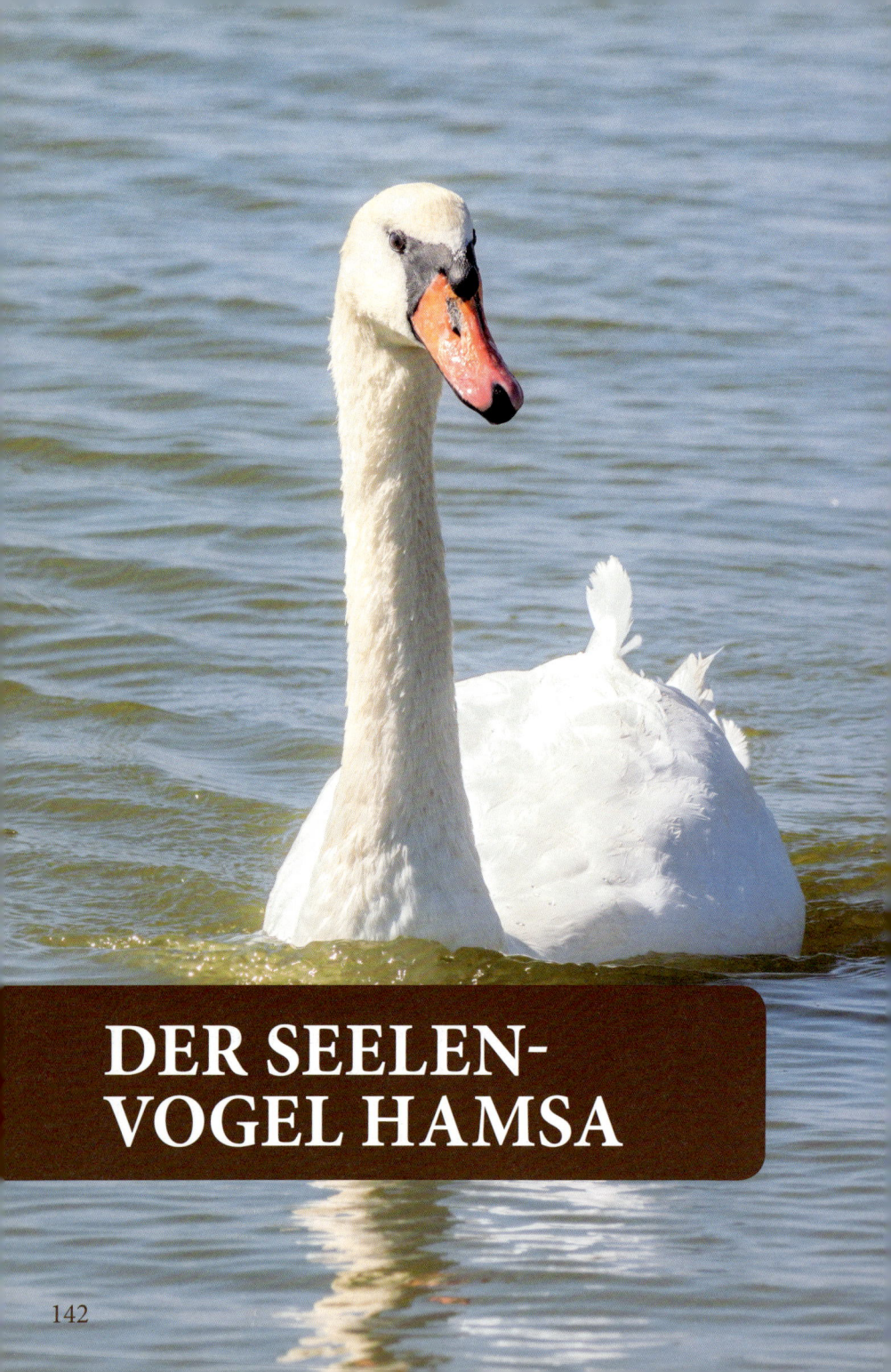

DER SEELEN-VOGEL HAMSA

HINTERGRUND

»Hamsa« ist ein Begriff aus der altindischen Sprache, dem Sanskrit, und bedeutet Schwan oder Wildgans. Hamsa ist aber auch der Seelenvogel, der im Herzen eines jeden Menschen wohnt. Seine Flügel symbolisieren nicht nur Harmonie und Einheit, sondern stehen auch für die Ein- und die Ausatmung. Er wird oft mit der Sonne gleichgesetzt, die wiederum ein Synonym für Energie und die Seele, das wahre Selbst, ist.

EFFEKT

Diese einfache Atemmeditation verbindet uns mit unserem wahren Selbst. Sie schenkt tiefen inneren Frieden, Ruhe und Klarheit. Gleichzeitig harmonisiert und energetisiert sie den gesamten Körper und löst körperliche Blockaden und mentale Verspannungen.

ABLAUF

Nehmen Sie Ihre bevorzugte Meditationshaltung im Sitzen ein. Achten Sie auf eine aufrechte Wirbelsäule. Nehmen Sie ganz bewusst Erdung und Stabilität über das Gesäß, die Beine und die Füße wahr. Entspannen Sie Ihren Bauch, Ihre Schultern und Ihr Gesicht. Nehmen Sie Leichtigkeit, Freiheit und Offenheit im Kopf wahr. Schließen Sie die Augen, und richten Sie Ihre Aufmerksamkeit auf Ihre natürliche Atmung. Atmen Sie zuerst bewusst ein. Beim Ausatmen sprechen Sie gedanklich »HAM«. Beim Einatmen rezitieren Sie gedanklich »SA«. Fahren Sie fort, und wiederholen Sie in Gedanken 5–10 Minuten lang immer beim Ausatmen »HAM« und beim Einatmen »SA«. Sie können das Rezitieren auch so lange ausdehnen, wie Sie möchten.

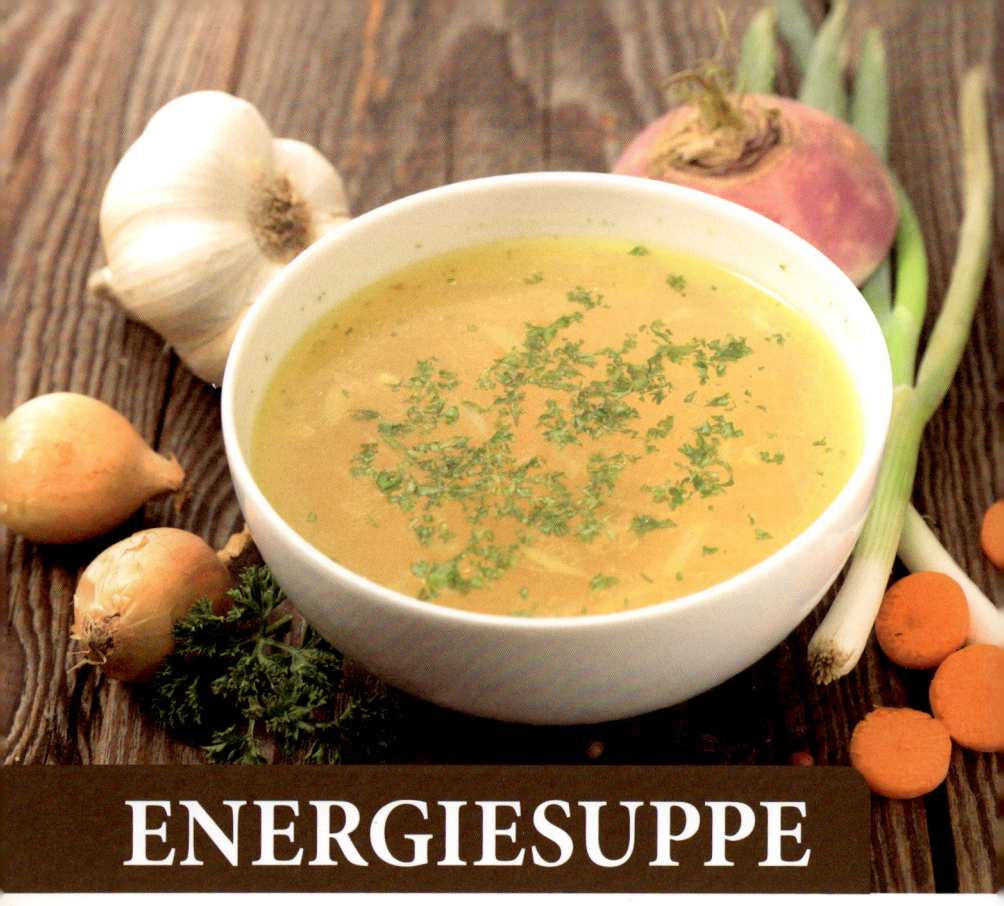

ENERGIESUPPE

In China ist es üblich, dass Suppen über Stunden, manchmal sogar Tage gekocht werden. Die Traditionelle Chinesische Medizin beschreibt den Vorgang so: Das lange Köcheln ist eine Transformation der Zutaten in Energie. Diese Energie wird dem Körper über das Essen der Suppe zugeführt.

EFFEKT

Diese Suppe nährt und baut die Körperenergie auf. Sie balanciert die inneren Kräfte und stärkt das Immun- und das Verdauungssystem. Sie weckt die Lebensgeister, hilft bei Schwäche und fördert eine stabile innere Mitte.

 ## ZUBEREITUNG

Waschen Sie die Petersilie, den Sellerie, die Möhren und den Lauch. Die Petersilie geben Sie ganz in die Suppe. Sellerie, Möhren und Lauch schneiden Sie in mundgerechte Stücke. Schälen und schneiden Sie die Zwiebel, den Ingwer und den Knoblauch klein. Geben Sie alle Zutaten für die Suppe in einen großen Topf, und bringen Sie alles zum Kochen. Verschließen Sie den Topf fest mit einem Deckel, und lassen Sie die Suppe auf kleiner Flamme 6–8 Stunden köcheln. Gießen Sie die Suppe durch ein Sieb.

Nach Lust und Laune können Sie diese leckere Suppe zum Frühstück trinken und sie mit den verschiedensten Zutaten verfeinern. Nehmen Sie die Suppe heiß zu sich, erwärmen Sie sie aber nicht in der Mikrowelle. Die Energiesuppe können Sie problemlos 2–3 Tage im Kühlschrank aufbewahren.

ZUTATEN

- 3 l Wasser
- 1 Bund Petersilie
- ½ Knollensellerie
- 4 Möhren
- 1 Lauchstange
- 1 kleine Zwiebel
- 1 kleines Stück frische Ingwerwurzel
- 2 Knoblauchzehen
- 3 Datteln
- 2 TL Meersalz
- 3 Lorbeerblätter
- ¼ TL gemahlener schwarzer Pfeffer

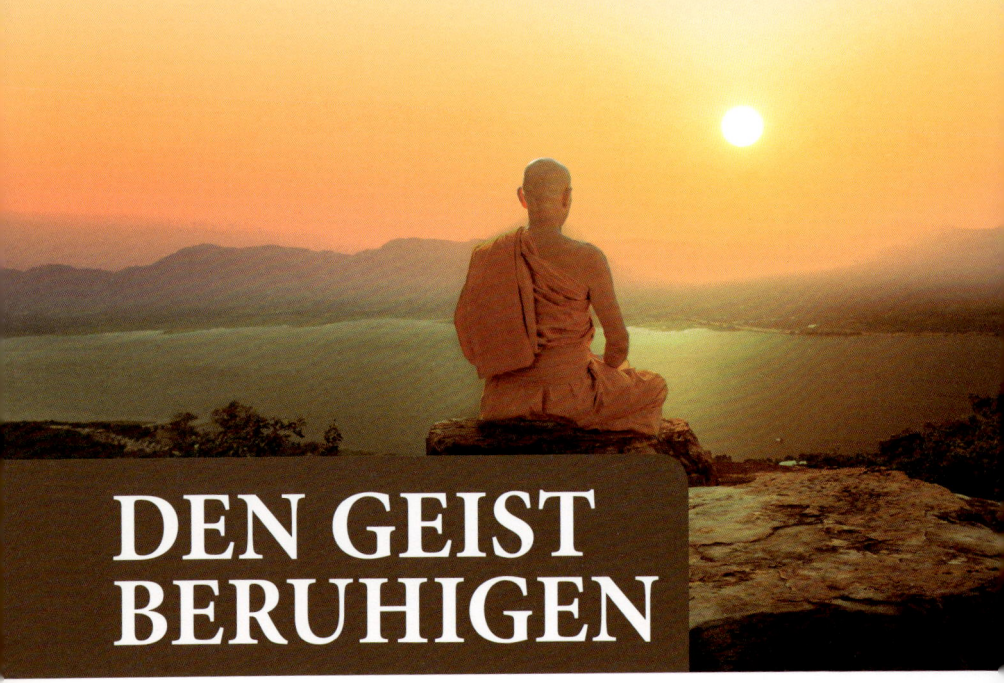

DEN GEIST BERUHIGEN

Diese Übung basiert auf Buddha Sakyamunis Lehrrede über das achtsame Atmen. Sie schafft ein stabiles geistiges Fundament, auf dem wahre Zufriedenheit und lang anhaltendes Glück gedeihen können.

EFFEKT

Die Atemübung vertieft die Konzentration und die Wahrnehmung und schafft die Grundlage für einen offenen, weiten und freien Geist. Sie schenkt Wohlbefinden, inneren Frieden und verbindet mit der Gegenwart.

ABLAUF

Ziehen Sie sich an einen ruhigen und sicheren Ort zurück. Nehmen Sie eine stabile und aufrechte Sitzhaltung ein. Praktizieren Sie mit heiterer Gelassenheit, Mitgefühl und Freude. Verbinden Sie sich mit Ihrer natürlichen Atmung. Wiederholen Sie gedanklich die nachfolgenden Sätze, je zwei Sätze bilden einen Gedanken. Verweilen Sie mindestens 1–2 Minuten lang pro Gedanken. Die gesamte Übung dauert dann 4–8 Minuten lang. Spüren Sie danach noch etwas nach.

»Ich atme ein und nehme meinen Geist bewusst wahr.
Ich atme aus und nehme meinen Geist bewusst wahr.«

»Ich atme ein und lasse meinen Geist
glücklich und friedvoll werden.
Ich atme aus und lasse meinen Geist
glücklich und friedvoll werden.«

»Ich atme ein und konzentriere meinen Geist.
Ich atme aus und konzentriere meinen Geist.«

»Ich atme ein und befreie meinen Geist.
Ich atme aus und befreie meinen Geist.«

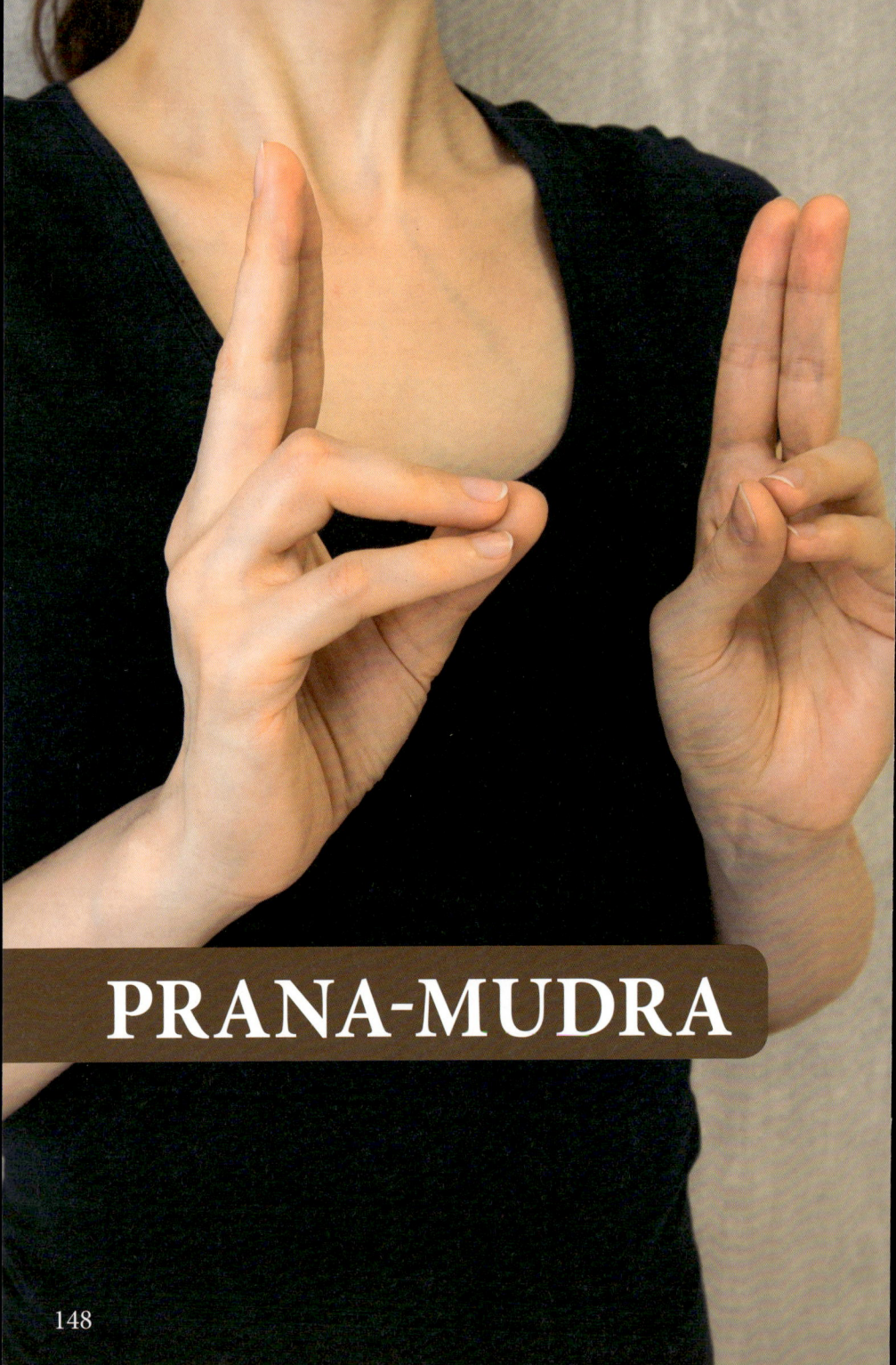

PRANA-MUDRA

HINTERGRUND

Das Prana-Mudra wird auch Lebensgeste genannt. Es steht für neue Energie, Mut und Kraft. Im Chinesischen kennt man diese Handhaltung als Feuerfinger, da sie im Menschen das innere Feuer, die Energie entfacht.

EFFEKT

Diese Handhaltung stimuliert das Prana, die Lebensenergie. Sie weckt die innere Kraft und aktiviert das Feuer. Sie überwindet Müdigkeit, Lustlosigkeit und Antriebslosigkeit, erhöht die Vitalität und fördert die Durchsetzungskraft.

ABLAUF

Nehmen Sie eine aufrechte und stabile Sitzposition auf einem Kissen am Boden oder auf einem Stuhl ein. Schließen Sie die Augen, und entspannen Sie Ihr Gesicht. Bringen Sie jetzt die Finger beider Hände in die folgende Position: Daumen, Ringfinger und kleiner Finger liegen aneinander, die übrigen Finger bleiben auf entspannte Weise gestreckt. Platzieren Sie Ihre Hände auf Ihren Oberschenkeln so, dass Sie die Finger über einen längeren Zeitraum entspannt in dieser Haltung lassen können. Atmen Sie tief und ruhig in den Bauch, und halten Sie Ihre Aufmerksamkeit im Körperzentrum. Nehmen Sie wahr, was passiert. Verweilen Sie, solange Sie möchten.

→ Als Ergänzung eignet sich wunderbar die »Langes-Leben-Atmung« (S. 80). Sie können sie direkt nach ein paar Bauchatemzügen machen.

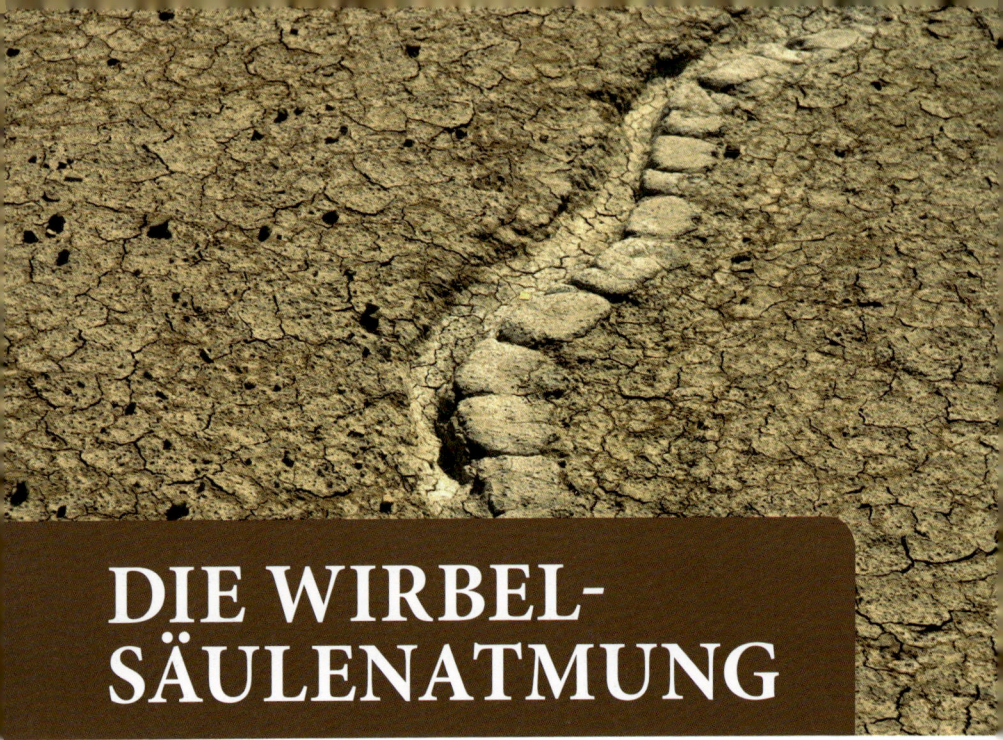

DIE WIRBEL-SÄULENATMUNG

HINTERGRUND

Diese Visualisierungs- und Atemtechnik hat ihren Ursprung in der ayurvedischen Yoga-Therapie. Im Zentrum des Rückens steht die Wirbelsäule. Sie wird in fünf Hauptabschnitte unterteilt und setzt sich aus sieben Hals-, zwölf Brust-, fünf Lenden-, fünf Kreuzbein- und drei bis fünf Steißbeinwirbeln zusammen. Zwischen den Wirbelkörpern liegen die flexiblen Bandscheiben, die das Abfedern von Stößen übernehmen. Die Wirbelsäule hat sowohl eine Schutz- als auch eine Stützfunktion und ist durchzogen von wichtigen Nervenbahnen. Neben dieser schulmedizinischen Sicht hat die Wirbelsäule im Yoga auch eine wichtige feinstoffliche und energetische Bedeutung, die für die spirituelle Entfaltung und individuelle Freiheit entscheidend ist.

EFFEKT

Diese einfache Atemübung schenkt Vitalität, Zentrierung und wertvolle Energie. Sie stimuliert das Nervensystem und bewirkt Klarheit, Ruhe, Zufriedenheit, Erdung und Gelassenheit. Zudem fördert sie die Intuition, die Spiritualität und die Kreativität.

ABLAUF

Nehmen Sie eine bequeme, stabile und aufrechte Haltung im Sitzen ein. Schließen Sie die Augen, entspannen Sie Ihr Gesicht, und lassen Sie Körper und Geist zur Ruhe kommen. Lenken Sie Ihre Achtsamkeit auf die Atmung. Atmen Sie natürlich durch die Nase ein und aus. Visualisieren Sie Ihre Wirbelsäule. Atmen Sie tief ein, und lassen Sie dabei Energie die Wirbelsäule entlangfließen – vom Steißbein über das Kreuzbein, die Lendenwirbel und die Brustwirbel, über die Halswirbel, den Kopf und den Scheitel bis hin zum Dritten Auge zwischen den Augenbrauen. Lassen Sie beim Ausatmen die Energie denselben Weg vom Dritten Auge bis zum Steißbein zurückfließen. Beim Einatmen lenken Sie die Energie von unten nach oben, beim Ausatmen von oben nach unten. Verweilen Sie in diesem Energiefluss mindestens 9 Atemzüge oder so lange, wie Sie möchten.

→ Ergänzend empfehle ich Ihnen die Übung
   »Der kleine Energiekreislauf« (S. 70).

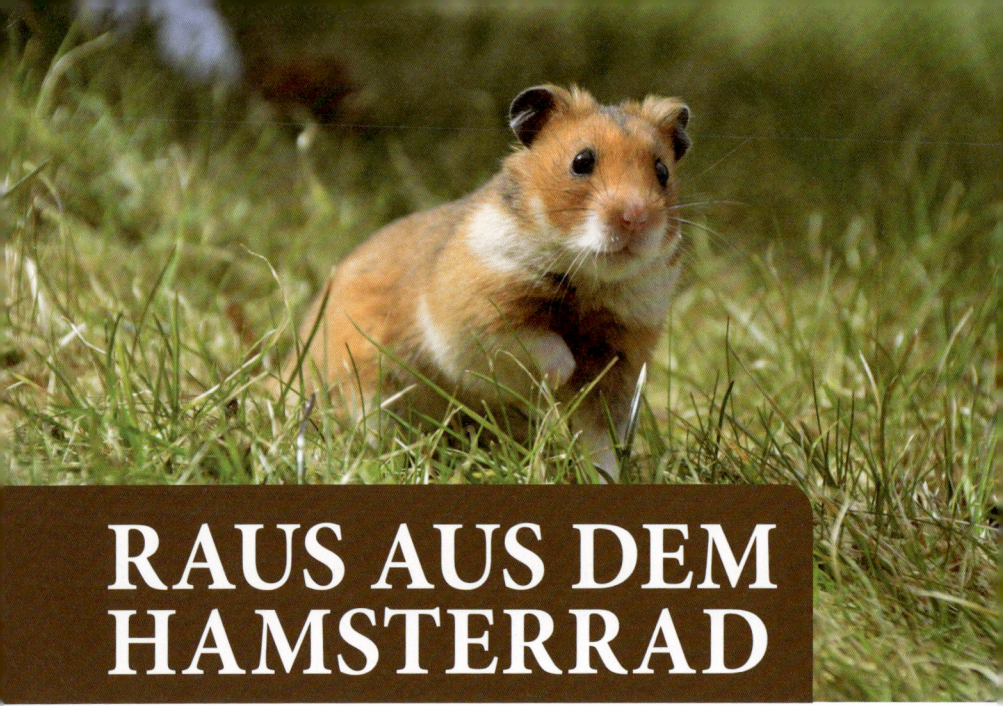

RAUS AUS DEM HAMSTERRAD

HINTERGRUND

Die Sprache ist die Manifestation unserer Gedanken, unseres Geistes. So, wie man spricht, so fühlt und so denkt man auch. Diese ganz einfache Übung fordert uns auf, unsere Sprache auf negative, destruktive und unheilsame Inhalte hin zu überprüfen. Meist sind es die unscheinbaren (kleinen) Wörter, die bewusst und unbewusst eine immense Wirkung auf uns und unser Leben haben. Durch die Selbstreflexion haben wir die Möglichkeit, uns dieser Energieräuber und Glückshemmer bewusst zu werden und uns selbst neue, konstruktive, positive und heilsame Instruktionen zu geben. Auf diese Weise können wir das Hamsterrad des »Sollte-Könnte-Hätte-Würde« selbstbestimmt, verantwortungsbewusst und mutig verlassen.

EFFEKT

Diese Übung fördert die Klarheit, bringt uns achtsam in den Moment zurück. Sie schafft Raum für neue Impulse und Handlungen und setzt kraftvolle Energien frei, die uns helfen werden, unsere Wünsche in die Tat umzusetzen.

ABLAUF

Überprüfen Sie in Ihrem Alltag regelmäßig, wie oft Sie die nachfolgenden oder ähnliche Aussagen tätigen bzw. denken:

»Ich sollte …!« *»Ich gehe noch schnell …!«*
»Ich muss …!« *»Ich mache noch rasch …!«*
»Ich würde gern, aber …!« *»Ich traue mich nicht …!«*
»Ich erlaube mir das nicht!« *»Ich kann das nicht!«*
»Das macht man nicht!«

Ersetzen Sie diese Sätze mit folgenden:

»Ich mache jetzt …!« *»Ich nehme mir Zeit …!«*
»Ich darf …!« *»Ich möchte …!«*
»Ich kann …!« *»Ich erlaube mir das!«*
»Ich traue mich …!« *»Ich erledige das bewusst!«*
»Ich schaffe das!« *»Das mache ich nicht!«*

AUF ALLEN EBENEN LOSLASSEN

HINTERGRUND

Der Atem verbindet Körper und Geist. Gerade der Fokus auf der Ausatmung liefert die Kraft, sich bewusst von körperlichen, emotionalen und mentalen Verspannungen zu befreien und sich im wahrsten Sinne des Wortes hinzugeben oder fallen zu lassen.

EFFEKT

Diese sehr einfache Atemübung löst innere Anspannungen und hilft, auf allen menschlichen Ebenen loszulassen. Der »Haaa«-Laut löst physische Spannungen, der »Sss«-Laut löst Spannungen auf der emotionalen Ebene, und der »Mmm«-Laut löst sämtliche Spannungen im geistigen Bereich.

ABLAUF

Auch diese Übung können Sie entweder im Sitzen oder im Stehen ausführen. Nehmen Sie eine aufrechte und stabile Haltung ein, und schließen Sie Ihre Augen. Beobachten Sie für ein paar Atemzüge ganz gelassen Ihre Atmung, und finden Sie zu körperlicher und geistiger Ruhe. Machen Sie dann die »Haaa«-Atmung, die Atmung mit dem »Sss«-Laut und die »Mmm«-Atmung nacheinander.

1. Haaa-Atmung: Atmen Sie tief durch die Nase ein. Atmen Sie dann langsam und bewusst durch den leicht geöffneten Mund aus. Begleiten Sie Ihre Ausatmung, die länger dauern soll als Ihre Einatmung, mit einem sanften »Haaa«-Laut. Das Geräusch, das Sie entstehen lassen, klingt so, als würden Sie einen Spiegel anhauchen. Ihre Kehle bleibt dabei ganz locker. Lassen Sie beim Ausatmen jegliche körperliche Anspannung los. Sie können mit jedem Atemzug spüren, wie Ihr Körper ruhiger, leichter, entspannter und freier wird. Wiederholen Sie die »Haaa«-Atmung mindestens 3-mal.

2. Sss-Atmung: Atmen Sie tief durch die Nase ein. Atmen Sie dann langsam und bewusst durch den leicht geöffneten Mund aus. Begleiten Sie Ihre Ausatmung, die länger dauern soll als Ihre Einatmung, mit einem scharfen »Sss«-Laut. Das Geräusch, das Sie entstehen lassen, klingt so, als würde eine Königskobra zischen. Lassen Sie beim Ausatmen jegliche emotionale Anspannung los. Sie können mit jedem Atemzug spüren, wie Ihr Gemüt gelassener, ruhiger, leichter und freier wird. Wiederholen Sie die »Sss«-Atmung mindestens 3-mal.

3. Mmm-Atmung: Atmen Sie tief durch die Nase ein. Atmen Sie dann langsam und bewusst durch die Nase wieder aus. Begleiten Sie Ihre Ausatmung, die länger dauern soll als Ihre Einatmung, mit einem »Mmm«-Laut. Das Geräusch, das Sie entstehen lassen, klingt so, als würden Sie von Tausenden Hummeln umgeben sein, die alle kräftig summen. Ihre Kehle, Ihr Rachen und Ihr ganzer Kopf vibrieren. Lassen Sie beim Ausatmen jegliche mentale und geistige Anspannung los. Sie können mit jedem Atemzug spüren, wie Ihr Geist ruhiger, offener, leichter und freier wird. Wiederholen Sie die »Mmm«-Atmung mindestens 3-mal.

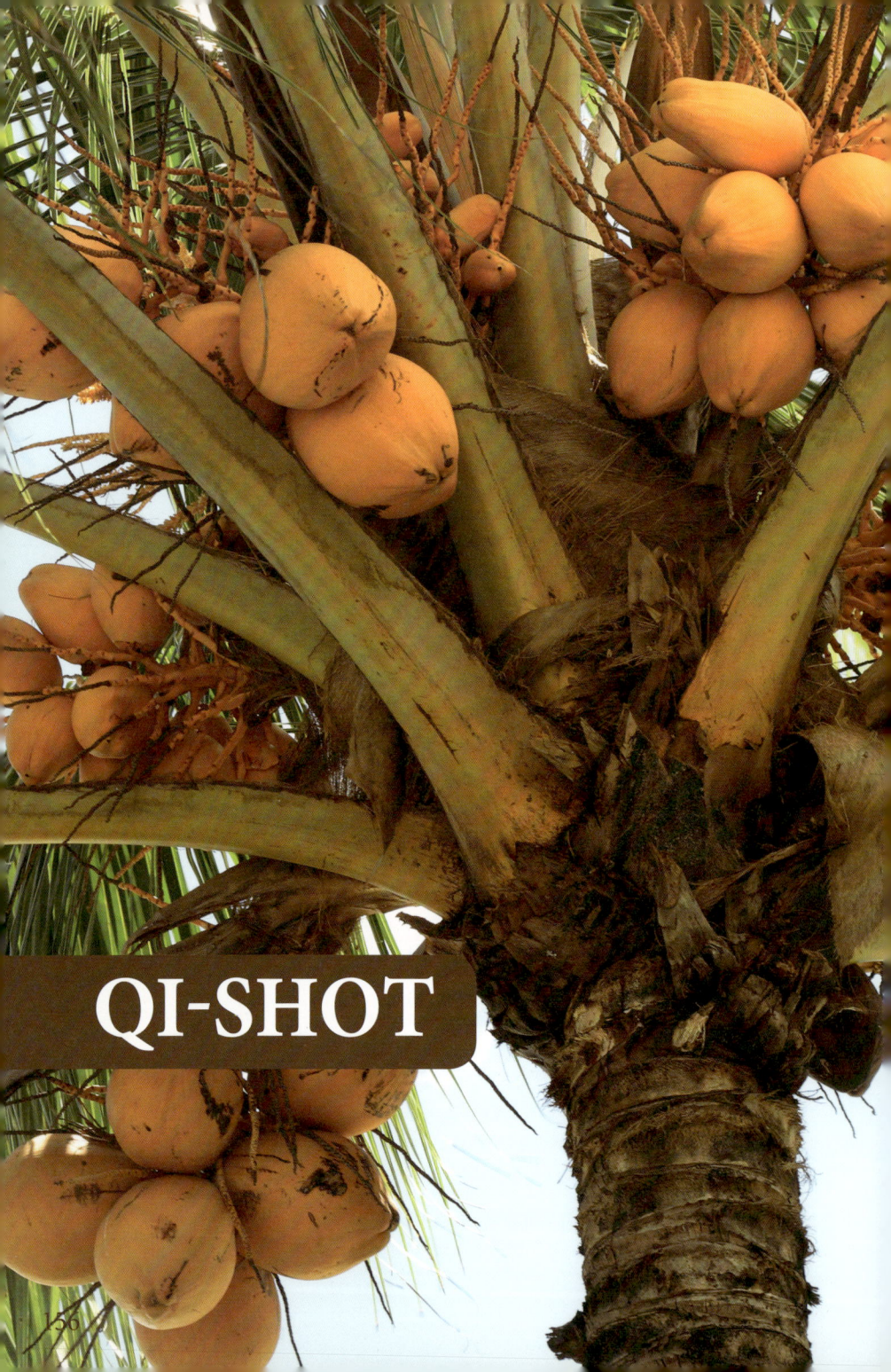

QI-SHOT

HINTERGRUND

Kokoswasser wird normalerweise aus der noch grünen, unreifen Kokosnuss gewonnen. Die Flüssigkeit ist klar und nicht zu verwechseln mit der Kokosmilch, die weißlich und sehr kalorienreich ist und aus der reifen Kokosnuss hergestellt wird. In Sri Lanka wird seit Jahrhunderten die orangefarbene King Coconut als Trinkkokosnuss kultiviert. Man bohrt ein Loch in die Kokosnuss und trinkt das Wasser entweder mit einem Strohhalm oder direkt aus der Öffnung.

EFFEKT

Kokoswasser enthält wichtige Nährstoffe, Mineralien- und Spurenelemente. 350 ml Kokoswasser aus der King Coconut enthalten mehr Kalium als eine Banane und mehr Kalzium und Magnesium als eine Orange. Dieser Drink stärkt die Nerven, regeneriert die Zellen und beeinflusst die Haut und die Haare positiv. Er kurbelt den Stoffwechsel an, erfrischt, schenkt die positive und kraftvolle Energie Qi, wirkt entschlackend, aktiviert die Verdauung und stärkt das Immunsystem.

 ## ZUBEREITUNG

Geben Sie alle Zutaten in einen Mixer, mixen Sie sie, und genießen Sie den Drink sofort.

ZUTATEN

- 240 ml Kokoswasser
- 1 Scheibe frische Ingwerwurzel, 2,5 cm dick
- ½ TL gemahlenes Kurkuma
- 60 ml Zitronensaft
- 1 Prise schwarzer Pfeffer
- 1 Prise Meersalz

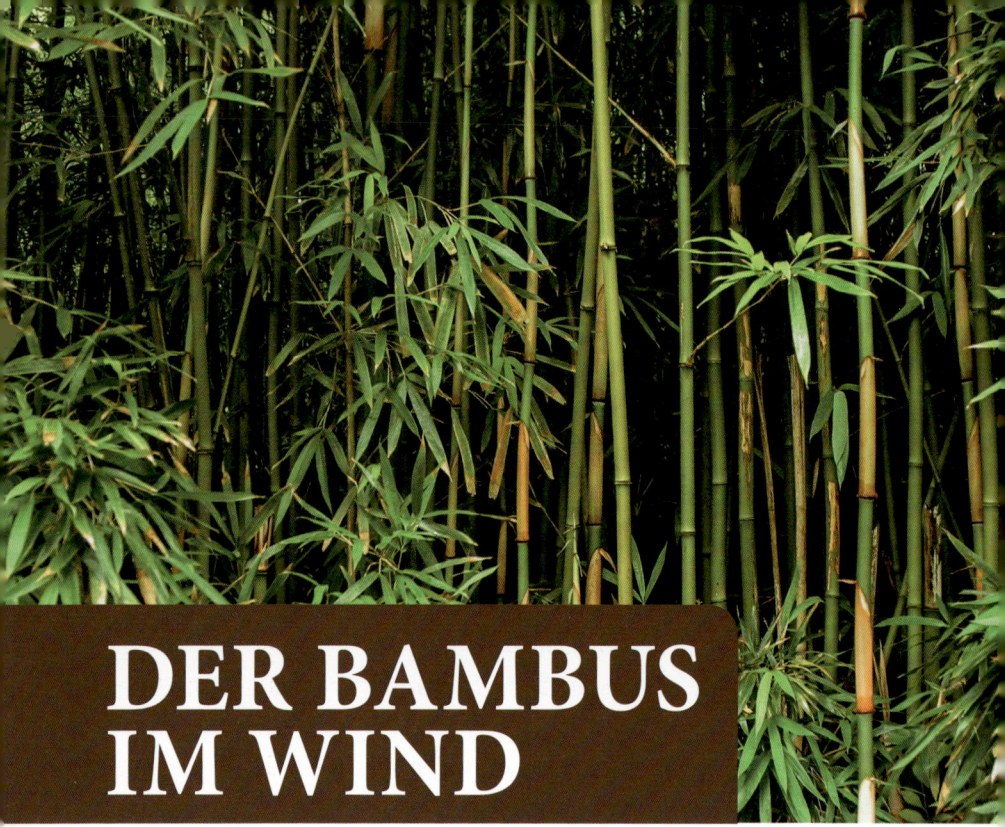

DER BAMBUS IM WIND

Diese harmonische Übung stammt aus dem Qi Gong. Der Bambus ist ein Glückssymbol und steht für Langlebigkeit, Beweglichkeit und Robustheit. Ihn zeichnen Bescheidenheit und Genügsamkeit aus, und er trotzt allen Widrigkeiten. Man sagt ihm Aufrichtigkeit, Verlässlichkeit und Integrität nach. Mit dieser bewegten Technik verbindet man sich körperlich und geistig mit allen diesen kostbaren Tugenden.

EFFEKT

Diese bewegte Übung harmonisiert, zentriert und schult die Konzentration und das Gleichgewicht. Sie erdet und hilft, in die Achtsamkeit für den Moment einzutauchen. Körper und Geist werden über die Atmung und die sanfte Körperbewegung wieder miteinander verbunden, und die Energien von Kopf und Bauch werden harmonisch ausgeglichen.

ABLAUF

Nehmen Sie eine aufrechte Haltung im Stehen ein. Ihre Beine sind geschlossen. Legen Sie Ihre Handflächen auf dem Unterbauch übereinander, etwa 2–3 cm unterhalb Ihres Bauchnabels. Frauen halten die linke Hand über der rechten, Männer die rechte Hand über der linken. Lenken Sie Ihre Aufmerksamkeit auf Ihre ruhige und natürliche Atmung. Entspannen Sie Ihr Gesicht und Ihre Schultern. Verweilen Sie für ein paar Atemzüge in dieser neutralen Haltung. Beginnen Sie, beim Einatmen Ihr Gewicht nach vorn zu verlagern. Wiegen Sie sich beim Ausatmen wieder in die neutrale Mitte zurück. Schaukeln Sie weiter in Ihrem Atemrhythmus sanft vor und in die Mitte zurück. Gedanklich können Sie sich einen Bambus im Wind vorstellen, der sacht nach vorn und zurückschwingt. Schaukeln Sie mindestens 9-mal vor und zurück. Legen Sie dann die obere Hand auf Ihren Scheitel in der Mitte Ihres Kopfes. Die andere Hand bleibt auf dem Unterbauch. Schaukeln Sie nun auch in dieser Position im Fluss mit Ihrem Atem vor und zurück. Wechseln Sie danach die Hände, und schaukeln Sie noch einmal 9-mal vor und zurück. Entspannen Sie Ihre Arme, und spüren Sie nach.

→ Als Ergänzung eignet sich wunderbar die Übung »Kreisen mit dem Kosmos« (S. 126).

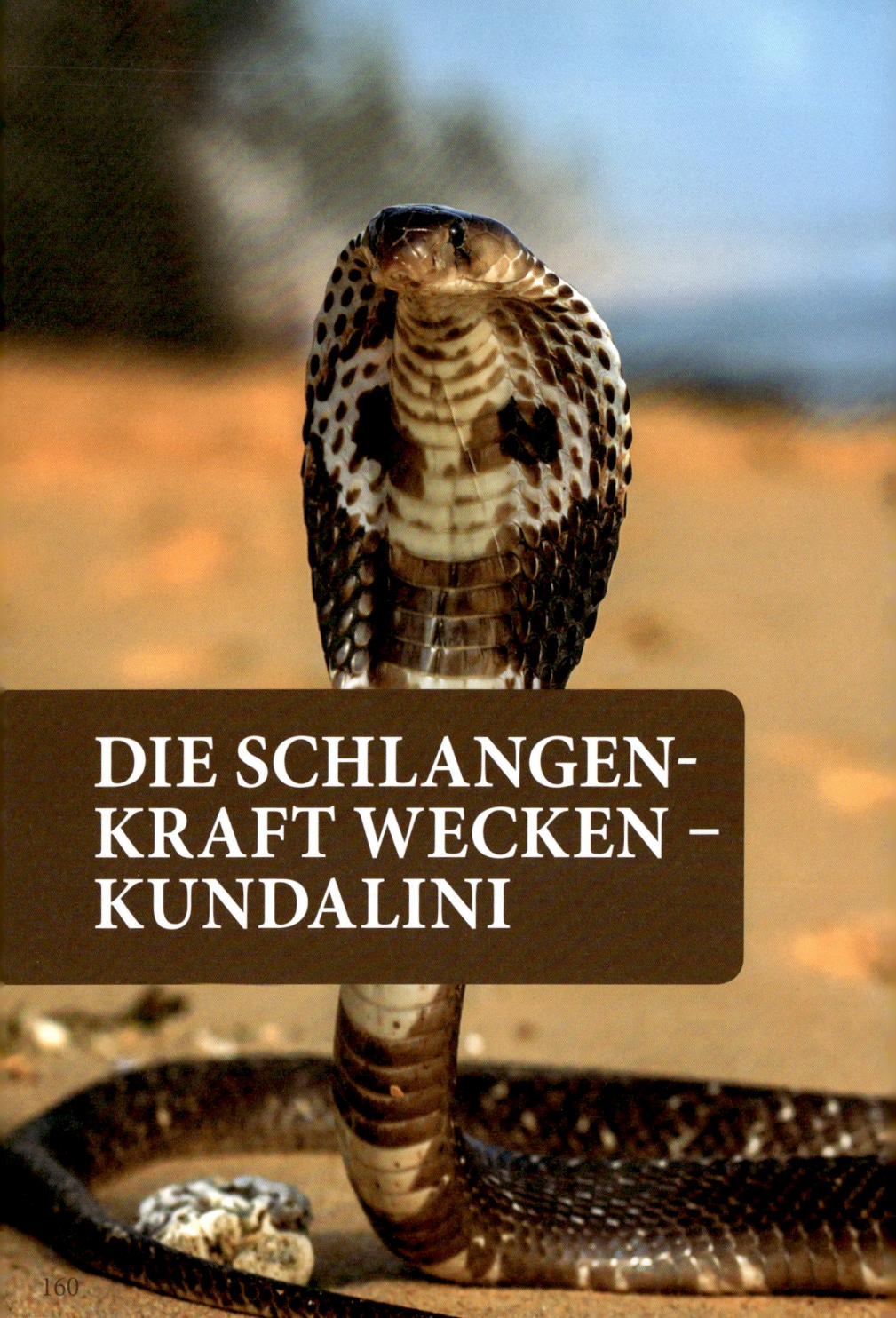

DIE SCHLANGEN-KRAFT WECKEN – KUNDALINI

HINTERGRUND

Auch diese Technik stammt aus dem Yoga der Energie, dem Sukshma-Yoga. Kundalini bedeutet »die Aufgerollte« oder »die schlafende Schlangenkraft« und bezeichnet die schöpferische Kraft im Menschen, die erweckt werden kann. Sie sitzt am Ende der Wirbelsäule im ersten Energiezentrum, dem Wurzelchakra.

EFFEKT

Diese Übung weckt die Kräfte der mystischen Schlange. Sie vitalisiert den ganzen Körper, fördert die Beweglichkeit, löst Spannungen und verbindet das Unbewusste mit dem Bewussten.

ABLAUF

Stehen Sie aufrecht. Die Füße sind etwa 5 cm auseinander. Schlagen Sie abwechselnd mit der linken und der rechten Ferse gegen das Gesäß. Üben Sie kraftvoll, aber dennoch achtsam und entspannt. Versuchen Sie, den Fuß immer wieder an dieselbe Stelle auf den Boden zurückzusetzen. Wiederholen Sie dies 25-mal, und spüren Sie nach.

→ Ergänzend empfehle ich Ihnen die Übung »Die Wirbelsäulenatmung« (S. 150).

VERTIEFUNG DER INNEREN KRAFT

Diese Atemmeditation stammt aus dem WULIN Zen und umfasst fünf Vertiefungen. Jede Vertiefung baut auf der vorherigen auf, stabilisiert und festigt sie. Man erfährt in jeder Stufe mehr geistige Entspannung und tieferen inneren Frieden. Der Fokus beim Einatmen hilft, achtsam auf- und anzunehmen. Beim Ausatmen unterstützt er, bewusst etwas gehen und loszulassen.

EFFEKT

Diese Übung hilft, ein tiefes Gefühl der Ruhe, Besonnenheit und Klarheit zu erfahren. Die fünf Vertiefungen der inneren Kraft schulen die Achtsamkeit und Wahrnehmung, stärken die Energie und Lebensfreude und fördern Mut und Zentrierung. Sie verbindet Herz und Geist miteinander und öffnet für tiefere spirituelle Erfahrungen.

ABLAUF

Nehmen Sie eine aufrechte und stabile Haltung im Sitzen ein, und schließen Sie Ihre Augen. Beobachten Sie für ein paar Atemzüge ganz gelassen Ihre Atmung, und finden Sie zu körperlicher und geistiger Ruhe.

1. Vertiefung: ein – aus

Begleiten Sie Ihre Einatmung geistig mit dem Wort »ein« und Ihre Ausatmung mit dem Wort »aus«. Verweilen Sie ein paar Minuten oder ein paar Atemzüge lang. Sie sind sich zu jeder Zeit bewusst, dass Sie »einatmen«. Sie sind sich zu jeder Zeit bewusst, dass Sie »ausatmen«.

2. Vertiefung: achtsam – wahrnehmen

Vertiefen Sie Ihre innere Kraft, indem Sie gedanklich beim Einatmen das Wort »achtsam« und beim Ausatmen das Wort »wahrnehmen« wiederholen. Verweilen Sie ein paar Minuten oder ein paar Atemzüge lang. Sie sind sich zu jeder Zeit bewusst, dass Sie beim Einatmen »achtsam« und beim Ausatmen »wahrnehmen« wiederholen.

3. Vertiefung: natürlich – entspannen

Vertiefen Sie Ihre innere Kraft weiter, und wiederholen Sie beim Einatmen geistig das Wort »natürlich« und beim Ausatmen das Wort »entspannen«. Verweilen Sie ein paar Minuten oder ein paar Atemzüge lang. Sie sind sich zu jeder Zeit bewusst, dass Sie beim Einatmen »natürlich« und beim Ausatmen »entspannen« rezitieren.

4. Vertiefung: liebevoll – zentrieren

Für die nächste Vertiefung Ihrer inneren Kraft wiederholen Sie beim Einatmen gedanklich das Wort »liebevoll« und beim Ausatmen »zentrieren«. Verweilen Sie ein paar Minuten oder ein paar Atemzüge lang. Sie sind sich zu jeder Zeit bewusst, dass Sie beim Einatmen »liebevoll« und beim Ausatmen »zentrieren« wiederholen.

5. Vertiefung: Herz-Geist – erwachen

Bei der letzten Vertiefung Ihrer inneren Kraft begleiten Sie Ihre Einatmung geistig mit dem Wort »Herz-Geist« und Ihre Ausatmung mit dem Wort »erwachen«. Verweilen Sie ein paar Minuten oder ein paar Atemzüge lang. Sie sind sich zu jeder Zeit bewusst, dass Sie beim Einatmen »Herz-Geist« und beim Ausatmen »erwachen« rezitieren.

Verweilen Sie noch einen Moment in der kraftvollen Stille, und genießen Sie die heilsame Ruhe. Beenden Sie die Übung, wann immer Sie möchten.

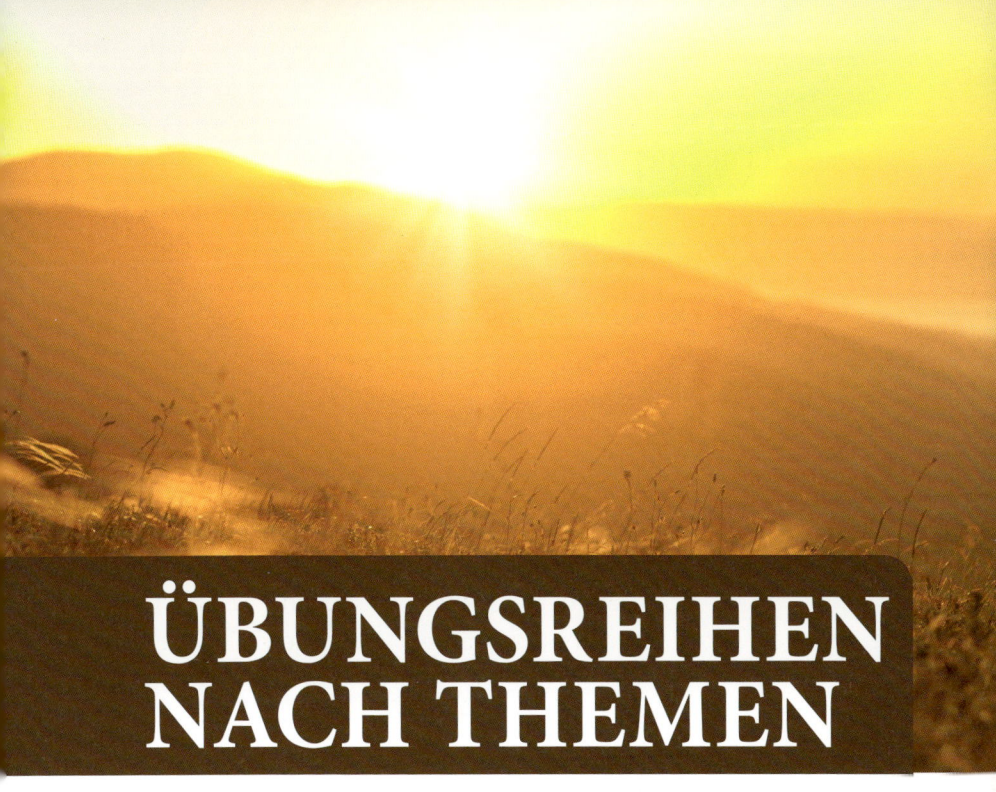

ÜBUNGSREIHEN NACH THEMEN

Nachfolgend stelle ich Ihnen ein paar Übungsreihen vor. Die Übungen bauen sinnvoll aufeinander auf und unterstützen jeweils die nächste Übung. Sie sind so abgestimmt, dass Ihnen ein harmonisches und in sich komplettes kleines Energieprogramm zur Verfügung steht, das Ihre körperliche und geistige Lebensenergie zum Fließen bringt. Selbstverständlich steht es Ihnen frei, eigene Übungssequenzen zu kreieren, Reihen untereinander zu verbinden oder einzelne Übungen miteinander zu kombinieren. Achten Sie dabei aber aufmerksam darauf, wie Sie sich jeweils nach den einzelnen Übungen und zum Schluss der ganzen Reihe körperlich und mental fühlen.

REGENERATION

Meersalzbad S. 94
Langes-Leben-Atmung S. 80
Der kleine Energiekreislauf S. 70
Stehen wie ein Baum S. 56
Tiefenentspannung – Shavasana S. 96
Energienüsse S. 102

ENERGIESCHUB

Gelenke kreisen S. 108
Körper klopfen S. 32
Arme schwingen S. 24
Langes-Leben-Atmung S. 80
Energiedrink S. 48

WELLNESS LIGHT

Augenbad S. 16
Augenübungen S. 44
Haare kämmen S. 78
Fingernägel reiben S. 62
Bauchmassage S. 66
Kraftdrink S. 72 oder Fitnessdrink S. 34

BOOSTER FÜR DAS IMMUNSYSTEM

Ölziehen S. 40

Füße rollen S. 20

Thymusdrüse klopfen S. 18

Wechselatmung S. 30

Qi-Shot S. 156

Energiekugeln S. 114

GUTE VERDAUUNG

Das Paket – Apanasana S. 118

Der zentrierende Atem – Samana S. 112

Warmes Yogamüsli S. 84

Yin-Yang-Tee S. 130

Mukhvas – Chew it! S. 54

STRESS ABBAUEN

Körper klopfen S. 32

Die 100 Krankheiten vertreiben S. 36

Zehen spreizen S. 134

Grimassen ziehen S. 22

Auf allen Ebenen loslassen S. 154

Tiefenentspannung – Shavasana S. 96

ZURÜCK ZUR INNEREN MITTE

Der Bambus im Wind S. 158

Kreisen mit dem Kosmos S. 126

Die Wirbelsäulenatmung S. 150

Vertiefung der inneren Kraft S. 162

SCHLUSSWORT

Loslassen ist die Kunst, sich körperlich, geistig und materiell von unnötigem Ballast zu befreien. Es schafft die Basis, sich immer wieder von Neuem dem Leben und den Menschen zu öffnen. Denn das Leben ist stete Veränderung und Wandlung, und nur wer gelernt hat, mit dem Fluss des Lebens mitzufließen, kann sich von unnötigem Schmerz und Leid befreien. Festhalten hingegen blockiert den natürlichen Strom der Energie und verhindert Entwicklung und Fortschritt. Es ist wichtig, sich in regelmäßigen Abständen dem Thema »Loslassen« zu widmen, damit neue Energien freigesetzt und stillgelegte Energiequellen wiederbelebt werden können. Wer loslässt, schafft Platz für Neues. Denn Neues kann nur entstehen, wenn Altes überwunden wird. Je besser Sie auf körperlicher und geistiger Ebene loslassen können, desto mehr Lebensenergie steht Ihnen also zur Verfügung, desto mehr leben Sie aus Ihrer inneren Mitte heraus und desto authentischer sind Sie.

Energie kennt keine Grenzen. Sie ist nicht zerstörbar, sondern nur wandelbar. Die große Kunst des Lebens besteht darin, unsere Energie richtig und gezielt einzusetzen. Unsere Energie fließt dann, wenn wir uns hingeben, wenn wir loslassen und uns unserem Lebensfluss anvertrauen. Es gibt viele Mittel und Wege, die uns dabei helfen können. Dieses kleine Buch voller Powerkicks für mehr Energie ist einer davon. Ich wünsche mir, dass Sie mit den verschiedenen Übungen, Techniken und Rezepten Ihre Energie in Geist und Körper zum Fließen bringen und so den Weg zu sich selbst finden.

Herzlichst
Ihre Sandy Taikyu Kuhn Shimu

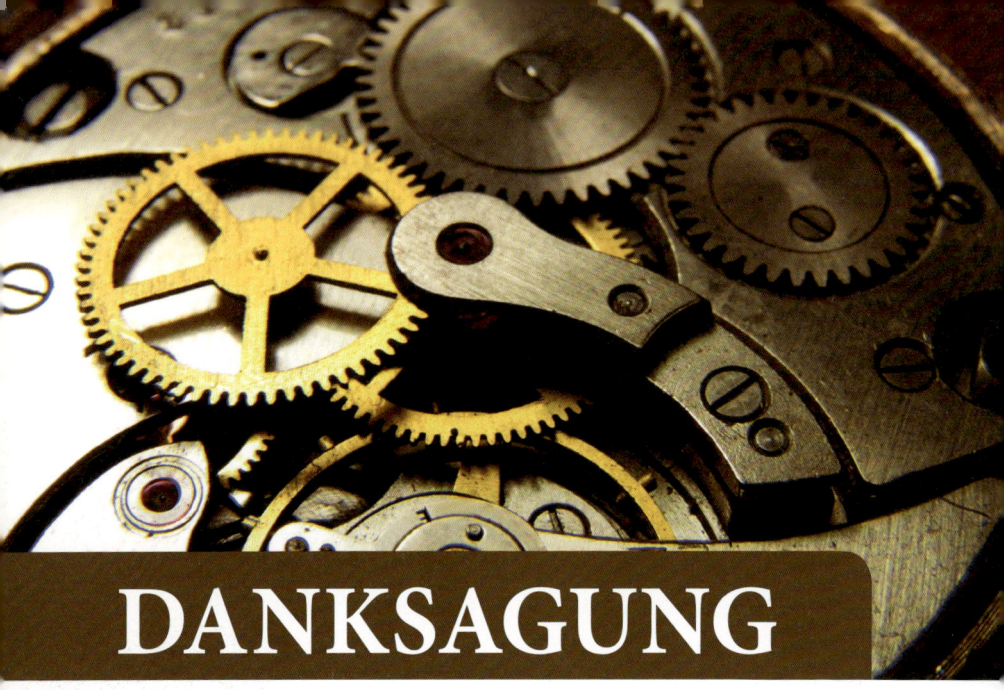

DANKSAGUNG

Bis ein Buch seinen Weg zum Leser gefunden hat, bedarf es vieler fleißiger und wohlgesinnter Helfer. Ich bin mir dessen bewusst und weiß auch, dass ich nur ein kleines Rädchen im großen Uhrwerk des Lebens bin. Und ich bin zutiefst dankbar dafür, meinen Platz darin gefunden zu haben. Herzlichen Dank an alle anderen Teilchen, die mit mir am Rad des Lebens drehen. Lassen wir die Energie des Miteinanders in unseren Herzen und im Geiste fließen.

Mögen alle Wesen glücklich, zufrieden, gesund und frei sein!

ÜBER DIE AUTORIN

Sandy Taikyu Kuhn Shimu, geboren und aufgewachsen in Zürich, ist eine Schweizer Schriftstellerin, Zen-Meisterin, Künstlerin und Lehrerin für asiatische Lebens- und Bewegungskünste. Sie schreibt und unterrichtet in der Schweiz und auf Sri Lanka und lebt und arbeitet nach dem von ihr entwickelten WULIN Prinzip.

www.taikyu.ch | www.wulin.ch | www.FragDieMeisterin.online

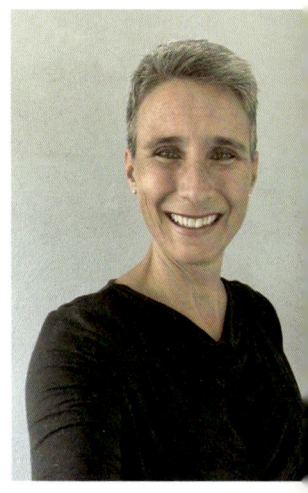

Weitere Titel der Autorin erschienen im Schirner Verlag

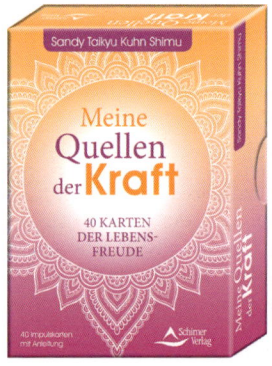
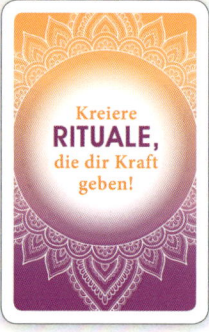
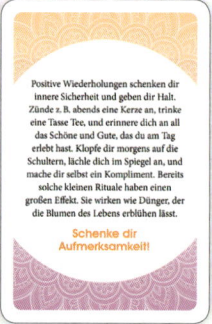

Sandy Taikyu Kuhn Shimu
Kartenset: Meine Quellen der Kraft
40 Karten der Lebensfreude
ISBN 978-3-8434-9164-8

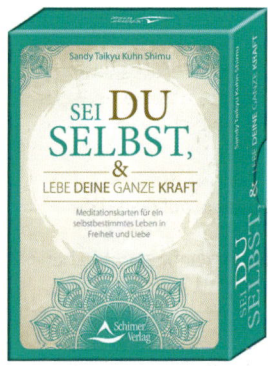
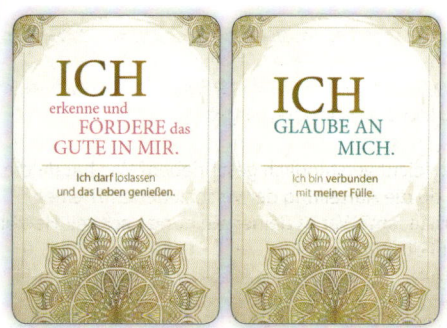

Sandy Taikyu Kuhn Shimu
Kartenset: Sei du selbst, und lebe deine ganze Kraft
48 Meditationskarten für ein selbstbestimmtes Leben in Freiheit und Liebe
ISBN 978-3-8434-9080-1

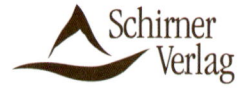

Danke für deine REZENSION
– Gemeinsam sind wir mehr –

Liebe Leserin, lieber Leser,

von Herzen danken wir dir, dass du dieses Buch in den Händen hältst und es bis zum Ende gelesen hast. Das bedeutet uns, dem Schirner Verlag und seinen Autoren, sehr viel. Aus voller Überzeugung und mit Hingabe widmen wir uns seit vielen Jahren Themen, die unser aller Lebensqualität und Bewusstwerdung dienlich sind, und hoffen, einen Beitrag für eine lichtvollere Welt leisten zu können. Wenn dir unsere Arbeit gefällt, möchten wir dich bitten, dir einige Minuten Zeit zu nehmen, um dieses Buch zu rezensieren. Warum? Die meisten Menschen lesen Rezensionen, bevor sie ein Buch kaufen, da sie hierdurch einen Eindruck bekommen, ob und wie der Inhalt des Buches den Leser erreicht hat. Eine kurze Rezension ist dabei ebenso hilfreich wie eine lange, sehr ausführliche. Um es auf den Punkt zu bringen:

Eine Rezension ist heutzutage die beste Werbung für ein Autorenwerk!

Wenn du den Schirner Verlag und seine Autoren neben dem Buchkauf auch anderweitig unterstützen willst, dann bitten wir dich: Schreibe für jedes Werk eine Rezension – vielleicht als persönliche Leseempfehlung für die Buchhandlung in deiner Nähe oder online, z. B. beim Schirner Verlag. Das wäre nicht nur eine Wertschätzung für die Autoren, sondern kann dazu beitragen, dass die Verkaufszahlen steigen und der Schirner Verlag auch in herausfordernden Zeiten Bestand hat.

WIE SCHREIBT MAN EINE REZENSION?

Grundsätzlich sollte eine Rezension aus der eigenen, subjektiven Sicht geschrieben werden, da es sich um eine persönliche Meinung handelt. Du kannst in zwei Sätzen deine Gedanken zu dem Buch äußern oder eine längere Rezension verfassen. Falls du nicht weißt, wie du beginnen sollst, hier ein paar Anregungen:

- War das Buch leicht verständlich geschrieben? Wie hat dir die Sprache gefallen? Wie empfandest du die Aufteilung der verschiedenen Themen?
- War es unterhaltsam? War es deiner Meinung nach mit Herzblut und Liebe geschrieben? Wie hat es auf dich gewirkt?
- Hat es dein Herz berührt? Konntest du dich wiederfinden?
- War es tief greifend genug? Hast du viel Neues gelernt?
- Hat es gehalten, was der Titel und die Buchbeschreibung versprochen haben? Hat es deine Erwartungen erfüllt?
- Was macht das Buch besonders? Warum sticht es heraus im Vergleich zu anderen Büchern, die ein ähnliches Thema behandeln?
- Würdest du das Buch weiterempfehlen oder verschenken?

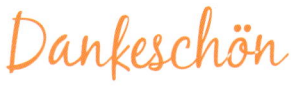

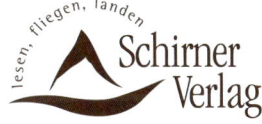

BILDNACHWEIS